DR. MED. SIEGBERT TEMPELHOF | DANIEL WEISS | ANNA CAVELIUS

FASZIENTRAINING

Mehr Beweglichkeit, Gesundheit, D namik

QUALITÄTS G|U GARANTIE

DIE GU-QUALITÄTSGARANTIE

Wir möchten Ihnen mit den Informationen und Anregungen in diesem Buch das Leben erleichtern und Sie inspirieren, Neues auszuprobieren. Bei jedem unserer Produkte achten wir auf Aktualität und stellen höchste Ansprüche an Inhalt, Optik und Ausstattung.
Alle Informationen werden von unseren Autoren und unserer Fachredaktion sorgfältig ausgewählt und mehrfach geprüft. Deshalb bieten wir Ihnen eine 100 %ige Qualitätsgarantie.

Darauf können Sie sich verlassen:
Wir legen Wert darauf, dass unsere Gesundheits- und Lebenshilfebücher ganzheitlichen Rat geben. Wir garantieren, dass:

- alle Übungen und Anleitungen in der Praxis geprüft und
- unsere Autoren echte Experten mit langjähriger Erfahrung sind.

Wir möchten für Sie immer besser werden:
Sollten wir mit diesem Buch Ihre Erwartungen nicht erfüllen, lassen Sie es uns bitte wissen! Nehmen Sie einfach Kontakt zu unserem Leserservice auf. Sie erhalten von uns kostenlos einen Ratgeber zum gleichen oder ähnlichen Thema. Die Kontaktdaten unseres Leserservice finden Sie am Ende dieses Buches.

GRÄFE UND UNZER VERLAG. *Der erste Ratgeberverlag – seit 1722.*

KGS

THEORIE

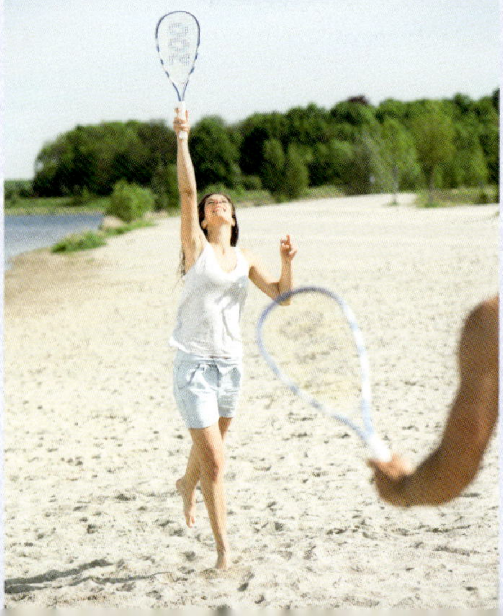

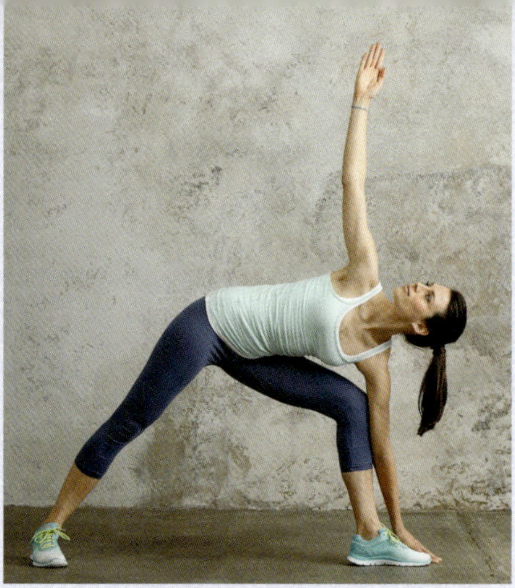

PRAXIS

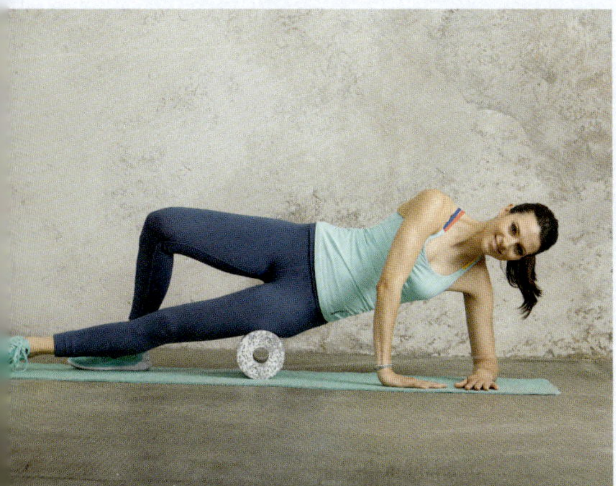

SERVICE

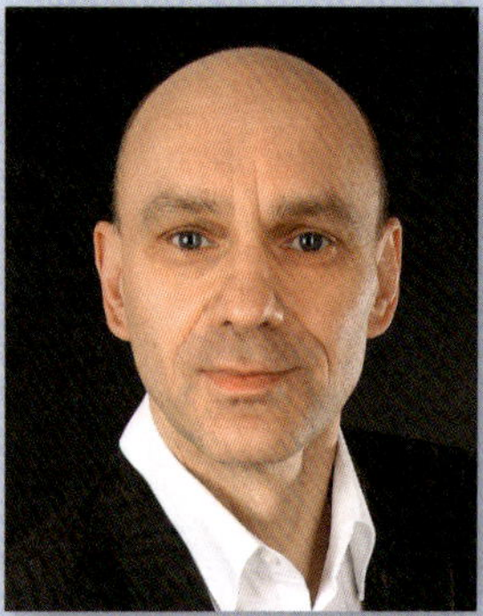

Dr. Siegbert Tempelhof

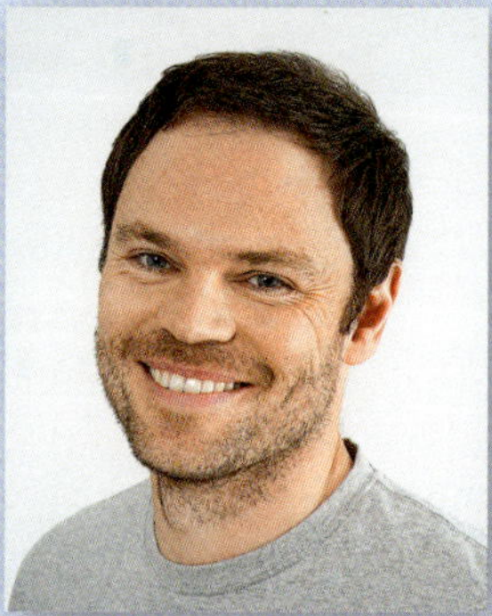

Daniel Weiss

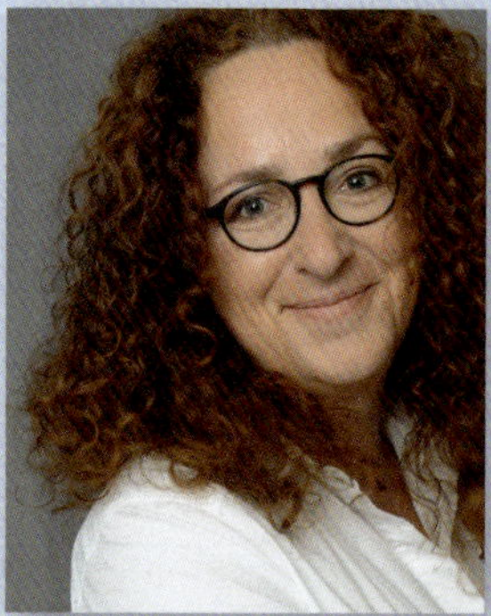

Anna Cavelius

»Bei jedem Blick, den wir auf die Faszien werfen, erscheint ein neues Wunder.«

ANDREW TAYLOR STILL,
BEGRÜNDER DER OSTEOPATHIE

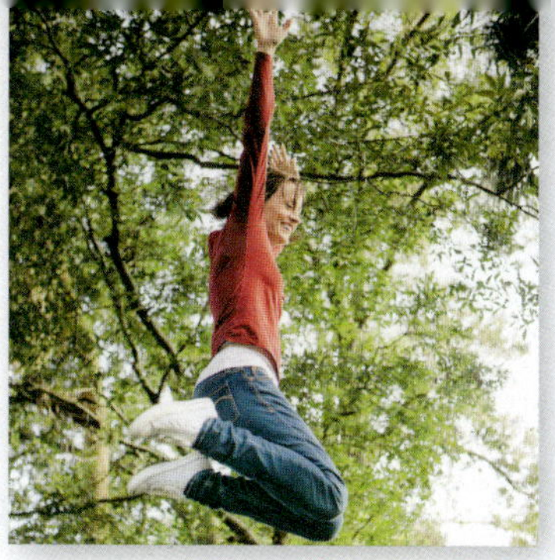

EIN WORT ZUVOR

Sie durchziehen den ganzen Körper, bei jeder Bewegung spielen sie mit. Lange galten Faszien – das Geflecht des Bindegewebes – als schlichte Verpackungsorgane. Doch die wissenschaftlichen Entdeckungen der letzten Jahre zeigen ein völlig neues Spektrum der unscheinbar wirkenden weißen Fasern. Faszien gelten heute als Entstehungsorte von bisher unerklärbaren Beschwerden, Immunproblemen und verbreiteten Erkrankungen wie Schmerzsyndromen. Gleichzeitig können sie die Quelle von Heilung sein. Denn Faszien lassen sich ganz einfach trainieren und das hilft ganz entscheidend dabei, den Körper gesund und leistungsfähig zu erhalten.
In diesem Buch erfahren Sie alles, was Sie zum Thema Faszien wissen müssen. Mithilfe eines Tests stellen Sie zunächst fest, wo sich bei Ihnen Beschwerden manifestieren und auf welche Bereiche Sie beim Training besonders achten sollten. Danach legen Sie einfach los – und erfahren bald am eigenen Leib, welch wichtige Rolle die Faszien für Beweglichkeit, Kraft und Gesundheit spielen. Alle Übungen können Sie je nach Zeitbudget und den Gegebenheiten Ihres Alltags im Stehen, Liegen, mit Geräten oder ohne durchführen. Sie werden staunen, wie schnell Sie ein wunderbar entspanntes Gefühl und viel mehr Freude an Ihrer Beweglichkeit gewinnen.

Alles Gute und viel Spaß wünschen Ihnen

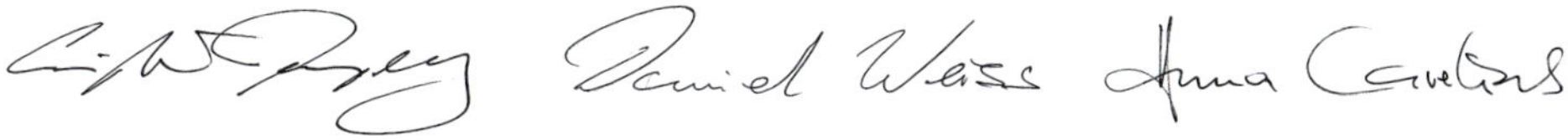

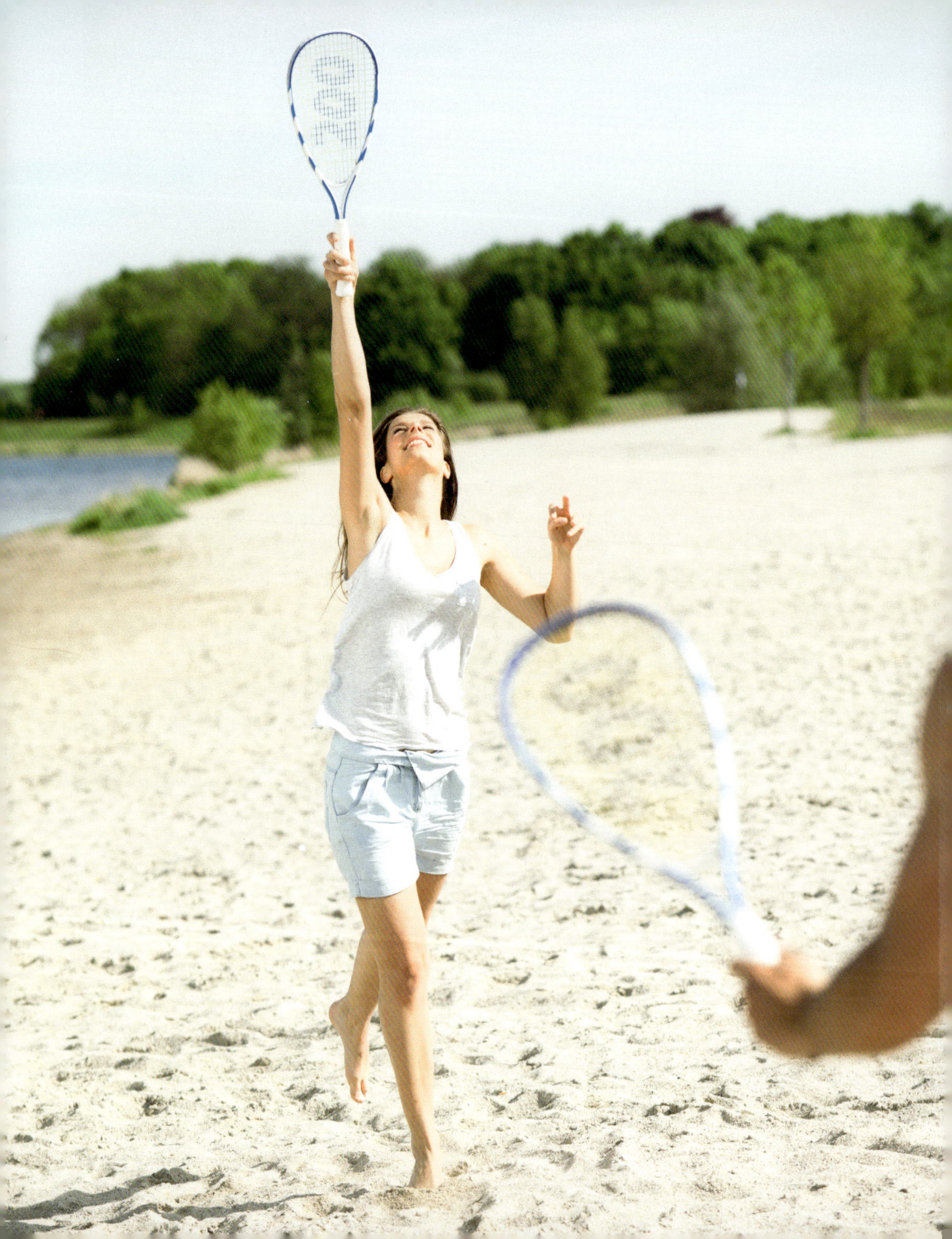

ENTDECKUNGSREISE ZU DEN FASZIEN

DIE FASZIEN WURDEN IN WISSENSCHAFT UND THERAPIE LANGE ZEIT IGNORIERT. WELCH FASZINIERENDES, ÜBERAUS LEBENDIGES NETZWERK UNSEREN KÖRPER DURCHZIEHT, RÜCKT NUN ZUNEHMEND INS BEWUSSTSEIN.

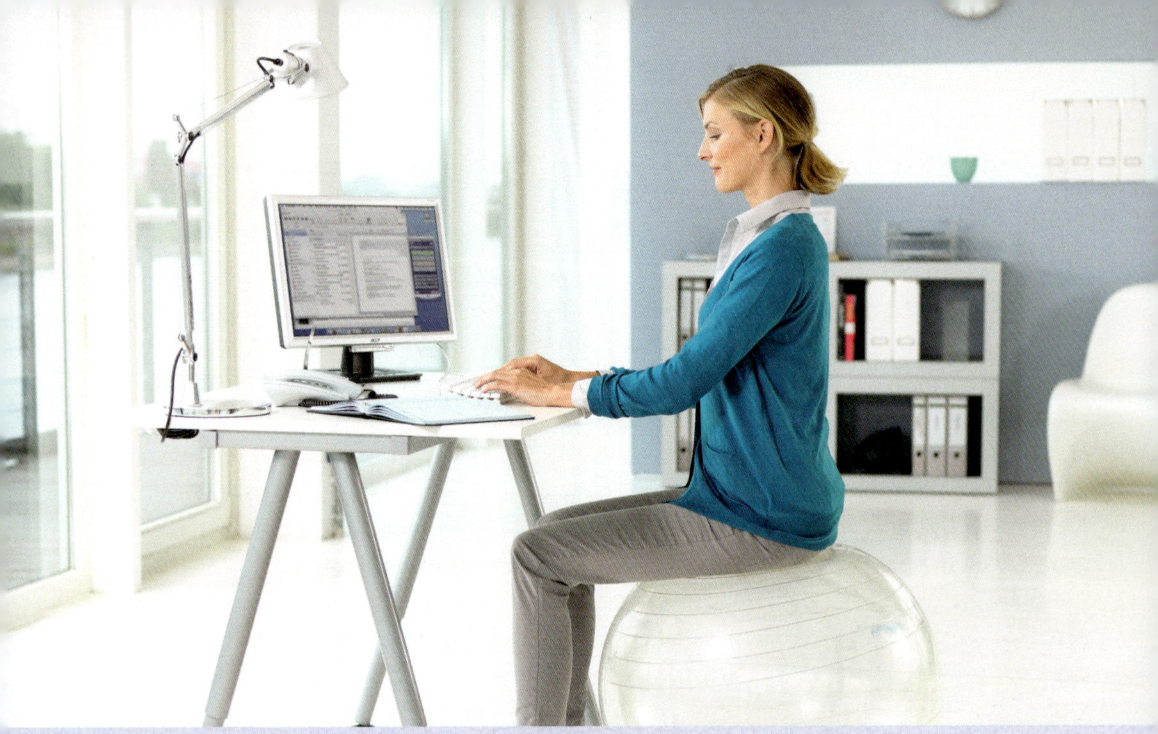

HALTGEBER UND NETZWERK

Rückenschmerzen, vor allem im Bereich der Brust- und Lendenwirbelsäule, machen einem Drittel der Deutschen zu schaffen. Die Ursachen und damit den Weg zur richtigen Behandlung zu finden erweist sich immer wieder als sehr schwierig. Viele Ärzte, Therapeuten und auch Wissenschaftler scheitern immer noch daran. Die meisten Schmerzfälle bleiben aus diesen Gründen bisher ungeklärt und konnten nicht eindeutig den »üblichen Verdächtigen« zugeordnet werden, wie etwa Bandscheibenproblemen, Wirbelblockaden, eingeklemmten Nerven, einer verkrampften, zu schwachen oder einseitig belasteten Muskulatur oder einem psychosomatischen Hintergrund, etwa chronischem Stress. Ins Blickfeld der Ursachenforschung ist nun ein neuer Faktor gerückt. Lange betrachtete man das weiße Geflecht der Faszien (lateinisch *fascia* = Band, Bün-

del) als unbelebtes körperliches Füllmaterial, doch inzwischen findet hier in Wissenschaft und Therapie ein Umdenken statt.
Zu den Faszien zählen alle kollagenen faserigen Bindegewebe des Körpers (Kollagen ist ein strukturgebendes Protein). Unter anderem sind dies die Hüllen für unsere Knochen, Muskeln und inneren Organe. Diese Gewebeschichten verleihen dem Körper seine innere Struktur und seine äußere Form. Sie umhüllen, stützen und verbinden alle seine Teile, auch so feine Strukturen wie die Nerven, die Blutgefäße, das Gehirn, die Augen, jede Körperzelle und jeden Bestandteil der Körperzellen. Ohne Faszien hätten wir weder Form noch Inhalt. Schon beim Embryo bilden die Faszien das Gewebe des werdenden Lebens, das den neuen Menschen bis ins hohe Alter begleiten wird.

Lebendiges Gewebe

Die Faszien sind ein eigenständiges Organ mit zahlreichen Nervenenden, Schmerz- und Bewegungssensoren, es reicht bis in die winzigsten körperlichen Einheiten. Diese Eigenschaft eines multifunktionalen, kontinuierlichen Systems teilt das Fasziennetz mit dem Nervensystem und dem Blutkreislauf. Weder Knochen noch Muskeln weisen dieses umfassende Zusammenspiel auf.
Oft werden Faszien mit Muskelgewebe verwechselt. Doch in Wirklichkeit sind die Muskeln und die einzelnen Muskelfasern eingehüllt in Faszien, ähnlich wie das Fruchtfleisch einer Zitrusfrucht von den weißen Innenhäutchen umhüllt ist. Wenn Sie Fleisch essen, kennen Sie die Faszien als dünne weiße Häutchen, die das Kotelett oder den Braten durchziehen.
Die Faszien sind sehr strapazierfähig. Da sie die Schutzschicht für unsere Muskeln und Organe bilden, müssen sie viel aushalten können. Während Muskeln schnell durch Anspannung oder Entspannung auf bestimmte Außenreize reagieren, tun die Faszien dies viel reduzierter. Weiter außen im Körper liegende Faszien sind zudem anpassungsfähiger, sprich elastischer als jene, die unsere Organe umhüllen.

INFO

HOCHSENSIBEL

Faszien haben nicht nur physiologische Aufgaben: Sie bilden auch eine Brücke zwischen unseren Gefühlen und unserer Körperlichkeit. Feinfühlig registrieren sie unsere Bewegungsabläufe und unsere Körperhaltung, sei es beim stundenlangen, gestressten Arbeiten am Computer mit angespannt hochgezogenen Schultern, beim Sporttreiben mit Ehrgeiz und Anstrengung oder beim lebensfrohen, geschmeidigen Tanzen.

QUERSCHNITT DER HAUT

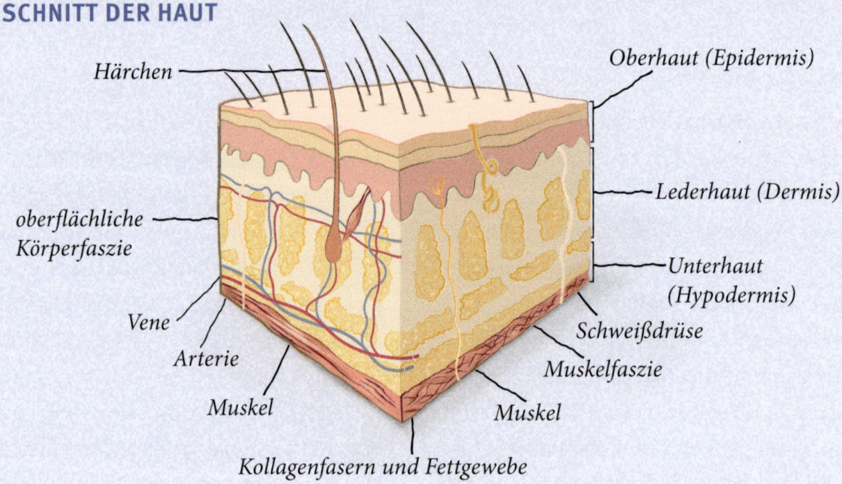

Wandel des Faszienbegriffs

Die Tatsache, dass bindegewebige Strukturen und damit die Faszien so unterschiedlich eingeschätzt werden, findet ihr Pendant in der noch uneinheitlichen Benennung dieser Strukturen. Wurden bislang nur derbe bindegewebige Strukturen wie dicke, feste Membranen, etwa am Oberschenkel, als Faszien bezeichnet, wird ihnen nach den neueren Begrifflichkeiten auch die lockere, unter der Haut liegende (subkutane) Schicht von Bindegewebe zugerechnet, ebenso das zwischen den Muskelfasern liegende Bindegewebe. Alle bindegewebigen Umhüllungen im Körper, seien sie derb, fein oder locker, sowie weitere Strukturen werden den Faszien zugerechnet. Jedes Organ, jeder Organverband, jeder Muskel, jede Muskelfaser, jedes Band, jede Kapsel, selbst jede einzelne Zelle besitzt eine bindegewebige Umhüllung. Doch auch das zwischen den Organen liegende lockere Füllgewebe wird nach heutigem Verständnis den Faszien zugerechnet. Die Faszien besitzen zumeist keine eindeutig definierten Grenzen, sondern sie gehen ineinander über. So entsteht ein zusammenhängendes Gewebe, dessen Schichten sich in ihrer Zusammensetzung unterscheiden.

Verschiedene Bindegewebetypen

Im Körper stellt das Netz des Bindegewebes das größte Ganze dar, noch größer als unsere äußere Hülle, die Haut. Zwischen den Zellen befindet sich eine Flüssigkeit, die in der Zusammensetzung reinem Meerwasser ähnelt und gemeinsam mit den Zellen das Grundgerüst des Bindegewebes bildet. Je nachdem, wie sich die Zellen im embryonalen Stadium gemäß dem menschlichen Bauplan weiterentwickelt haben, erfüllen sie nun verschiedene Aufgaben. Wir unterscheiden die folgenden wichtigsten Typen von Bindegewebe beziehungsweise Faszien.

LOCKERES, FASERIGES BINDEGEWEBE

Es stellt den größten Bindegewebsanteil im Körper und enthält vor allem Flüssigkeit, Fibrozyten (Bindegewebszellen, die über lange Fortsätze fest miteinander verbunden sind) sowie Fasern aus den Strukturproteinen Kollagen und Elastin. Das weitmaschige Netz umhüllt Muskeln und Organe schützend und stützend. Es wirkt als Gleitschicht und als Füllmaterial im ganzen Körper.
In diesem Typ Bindegewebe verlaufen Blutgefäße, Lymph- und Nervenbahnen, es beherbergt Drüsen, Bewegungssensoren sowie Abwehr-, Lymph- und andere freie Zellen. Auch Fettgewebe ist hier zu finden.
Eine weitere Form dieses Typs ist das areoläre Bindegewebe, das im Bauchraum die Organe bedeckt. Es ist netzartig mit großen Fenstern beziehungsweise Höfen (lat. *areola* = kleiner Hof) aufgebaut.

ELASTISCHES BINDEGEWEBE

Dieser Gewebetyp ist in Strukturen vorzufinden, die viel gedehnt werden, etwa in der Lunge, der Aorta (Hauptschlagader), der Unterhaut, der Gallenblase, der Harnblase sowie in vielen Bändern und Haltestrukturen, die neben Festigkeit (Kollagen) auch Flexibilität (Elastin) benötigen.

STRAFFES BINDEGEWEBE

Hier findet man vor allem stabilisierende Kollagenfasern, die dem Bindegewebe Festigkeit geben. Neben geflechtartigem Gewebe (ausgedehnte Faszien über Muskeln, Organhäute, harte Hirnhaut, Knochenhaut) gehört hierzu auch elastisches Gewebe (Bänder und bestimmte Aufhängestrukturen).

RETIKULÄRES BINDEGEWEBE

Im schwammigen, netzartigen Bindegewebe (lat. *reticulum* = kleines Netz) halten sich vor allem Zellen des Immunsystems auf, es enthält wenige kollagene Fasern, dagegen viele freie Zellen. Dieser Typ Bindegewebe ist das Grundgerüst der lymphatischen Organe Milz, Lymphknoten, Mandeln, Knochenmark, Darm und Leber.

STÜTZGEWEBE

Hierzu gehören Knorpel und Knochen. Im Knorpelgewebe finden sich knorpelbildende Zellen (Chondrozyten) und verschiedene Fasern seltener Kollagentypen. Im Knochengewebe bilden Osteozyten (knochenaufbauende Zellen) die Struktur, in die Kollagene und Kalziumsalze eingelagert sind.

EMBRYONALES BINDEGEWEBE

Dieser spezielle Typ kommt, wie der Name schon sagt, nur in der Embryonalentwicklung vor, er stellt die »Mutter aller Bindegewebe« dar, da alle spezielleren Gewebearten aus diesem Ur-Bindegewebe entstehen.

Die Funktionen der Faszien

Trotz vieler neuer Erkenntnisse zählt man die bindegewebigen Strukturen noch immer zu den passiven Geweben, die vom aktiven Muskelsystem unterschieden werden.
In der anatomischen Forschung wurden sie bis vor Kurzem stets als Erstes entfernt, um das Innenleben des Körpers freizulegen. Dabei haben die Faszien zahlreiche wichtige Funktionen im Körper. Sie …

- schützen, stützen und formen den Körper.
- sind wichtig für die Kommunikation zwischen den Muskeln.
- verbinden die Muskeln mit dem Skelett.
- sind bei allen Bewegungen zuständig für Kraftübertragung, An- und Entspannung und den Grad der Dehnung (siehe rechts).
- versorgen die Organe, denn in den Faszienstrukturen verlaufen sämtliche Gefäße wie Arterien, Venen, Lymphe, Nerven.
- sind wichtig für die Körperwahrnehmung (Propriozeption = Eigenwahrnehmung).
- sind ein Teil des Immunsystems.
- beeinflussen unsere Stimmung und spiegeln sie wider.
- regulieren den Wärmehaushalt.

Effiziente Energieumwandlung

Bei dynamischen Bewegungen wie beim Gehen, Laufen, Werfen, Tanzen oder bei Gymnastik wird elastische Energie aufgebaut, gespeichert und im richtigen Moment als kinetische Energie (Bewegungsenergie) wieder losgelassen. Hier kann man sich die Faszien als Gummiseile vorstellen, die eine hohe Effizienz gewährleisten. Somit sind die Faszien nicht nur Hilfsmittel der Muskeln, auch umgekehrt helfen die Muskeln bei der Spannungseinstellung der Faszien, um die maximale Energiespeicherung und -abgabe zu erreichen.

AUFBAU DES MUSKELS

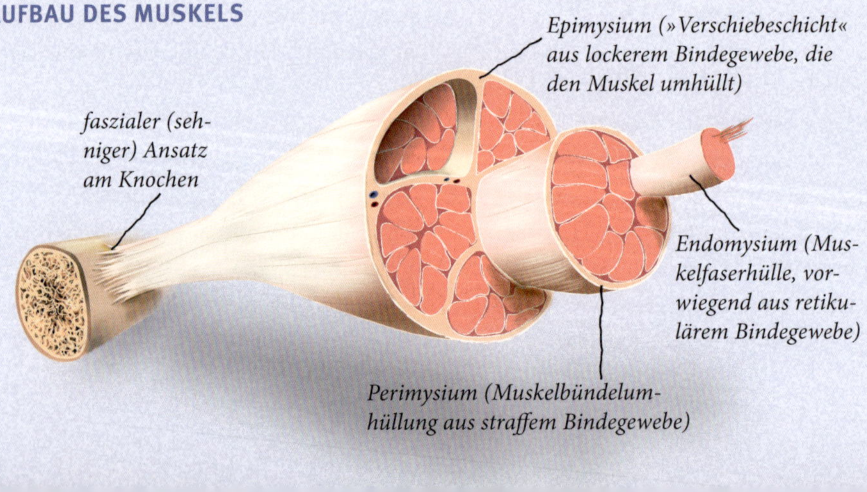

DAS »TENSEGRITY«-MODELL

Dieses aus der Architektur entlehnte Modell lässt sich sehr anschaulich auf den menschlichen Körper übertragen.

Der Ingenieur, Erfinder, Philosoph und Dichter Richard Buckminster Fuller (1895–1983) erfand den Begriff *tensegrity*, aus engl. *tension* = Spannung und *integrity* = Unversehrtheit). Damit wird ein Tragwerksystem beschrieben, in dem Strukturen einander durch Druck und Spannung stabilisieren. Auf dem Tensegrity-Konzept bauen geodätische Kuppeln (kugelförmige Konstruktionen aus dreieckigen Elementen), Segelschiffe, Zelte, Kräne, Draht- und Stabskulpturen auf.

DER KÖRPER IST EIN NETZWERK

Das Tensegrity-Konzept lässt sich sehr gut auf den Körper übertragen. Kennzeichnend für das System ist ein durchgehendes Netz von gespannten Elementen (Sehnen) und ein nicht zusammenhängender Satz aus komprimierbaren Stützelementen (Knochen). Letztere bestehen sowohl aus komprimierbaren wie auch aus dehnbaren Fasern und stellen daher schon in sich ein Tensegrity-System dar. Mit den Sehnen und Muskelansätzen bilden die Knochen ein dreidimensionales Tensegrity-Netzwerk. Dieses dient dem Körper als Bewegungs- und Stützapparat.

WAS UNS ZUSAMMENHÄLT

Vereinfacht könnte man sagen, dass die Struktur des menschlichen Körpers ein dreidimensionales Netzwerk von Faszien ist, das wie ein Kleid um knöcherne Elemente drapiert ist. Weil die knöcherne Struktur keine Kontinuität aufweist, sind die Position der Knochen, das Funktionieren der Gelenke und die Organgesundheit von der Organisation dieses Netzwerks und der »Intelligenz« der Muskeln abhängig, die die Spannungsverhältnisse je nach Anforderung immer wieder neu definieren. So funktioniert der Körper eher wie ein Zelt als wie ein Haus. Je ausgeglichener die Spannungsverhältnisse innerhalb des Fasziennetzwerks sind, desto ausbalancierter und normalerweise auch schmerzfreier ist das »menschliche Zelt«.

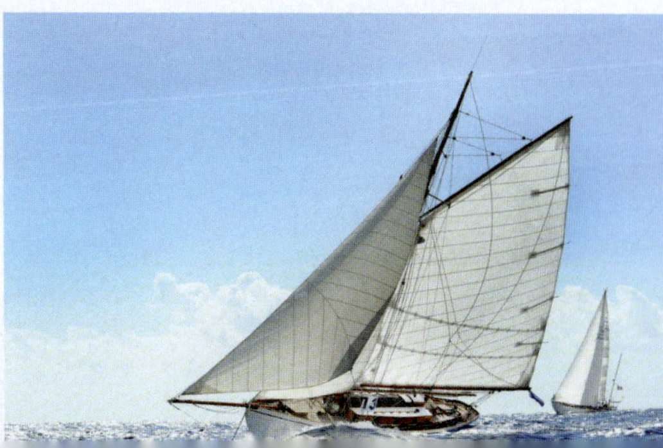

Rezeptoren im Bindegewebe

Warum ist die aktive Rolle des Bindegewebes so lange übersehen worden? Zum einen liegt das wohl daran, dass einige der bindegewebigen Strukturen sehr klein sind: Deshalb hat es bestimmte Techniken erfordert, um diese aufzuspüren. Zum anderen hat ohnehin niemand mit solch aufwendigen Methoden nach Rezeptoren im Bindegewebe gesucht, wie die Wissenschaft das heute tut, da man dort nichts vermutete.

Die Rolle des Bindegewebes als relativ unwichtiges Gewebe war festgeschrieben. Hinzu kommt, dass es erst in neuerer Zeit die Möglichkeit gibt, lebendige Zellen im Labor zu untersuchen und damit zu experimentieren. Früher war man lediglich in der Lage, totes Gewebe zu untersuchen, das natürlich ganz andere Eigenschaften als ein lebendig reagierendes Gewebe besitzt.

Die Rezeptoren des Bindegewebes sind bisher in der großen Rückenfaszie (*fascia thoracolumbalis*) und in der Fußsohlenfaszie (Plantarfaszie) nachgewiesen worden. In der Rückenfaszie ist die Anzahl größer als in der Fußsohle. Auch ist das zahlenmäßige Vorkommen individuell unterschiedlich.

Möglich ist dabei, dass bei aktiven, gut trainierten Menschen eine höhere Anzahl von Rezeptoren (siehe auch Seite 29) vorhanden ist. Die Faszien mögen also durchaus in der Lage sein, die Stabilität des Rückens und eventuell auch anderer Strukturen durch die aktive Anspannung zu beeinflussen. Eine verringerte oder vermehrte Anspannung kann dabei, ebenso wie Stressbotenstoffe im Bindegewebe, auch Schmerzen auslösen.

Das Bindegewebe verhärtet sich dann, ebenso können feine Risse oder Wunden in den Faszien aufgrund von falschen oder einseitigen Belastungen zu Entzündungen führen.

INFO

GLATTE MUSKULATUR

Das Gewebe in den Wänden der Hohlorgane (mit Ausnahme des Herzens), Blut- und Lymphgefäße, die sogenannte glatte Muskulatur, ist nicht willkürlich steuerbar und beeinflusst unter anderem die Funktion, Anspannung und Form der inneren Organe. Sie besteht aus lang gestreckten, dünnen Muskelzellen (Myozyten) ohne Querstreifung. Diese Muskulatur wird durch Bewegung dräniert, was wichtig ist für die Funktionsfähigkeit der schützenden, formgebenden Faszien.

POSITIONSMELDUNG IN ECHTZEIT

Laut der italienischen Anatomieprofessorin Carla Stecco befinden sich in den Aufhängebändern (*retinaculae*) des Fußes und der Hand, wahrscheinlich aber an sämtlichen Gelenken wie auch an der Wirbelsäule eine hohe Anzahl von Wahrnehmungsrezeptoren

INFO

FIBROMYALGIE

Bei Fibromyalgie-Patienten, die unter diffusen Schmerzen und Missempfindungen in Muskeln und Gelenken leiden, fand man wenige Rezeptoren in der oberflächlichen Faszienschicht, während die Faszien zwischen den Muskelfaserbündeln verdickt waren. Das Bindegewebe scheint also eine Rolle bei der bisher als unheilbar geltenden Erkrankung zu spielen.

(Propriozeptoren), anhand derer das Nervensystem die Stellung der einzelnen Körperteile im Raum bestimmt. Das Halten des Gleichgewichts passiert dabei automatisiert, die Rückmeldungen an das zentrale (unwillkürlich gesteuerte) Nervensystem verlaufen innerhalb von Millisekunden. Das bewusst steuerbare Nervensystem hätte für diesen Prozess eine viel zu lange Übertragungszeit. Die Propriozeptoren ermöglichen es uns, jederzeit und auch mit geschlossenen Augen über unsere Körperhaltung und die Stellung der eigenen Gelenke informiert zu sein, zudem geben sie uns ständige Rückmeldungen über den Zustand des Organismus. Welches Potenzial darin liegt, die Botschaften der Rezeptoren aufmerksamer zu beachten, macht der Übungsteil dieses Buches erfahrbar.

EIN EIGENES WAHRNEHMUNGSSYSTEM

Die auf neuen wissenschaftlichen Erkenntnissen basierende Sichtweise besteht darin, dass das kollagene Bindegewebe die Spannung des Körpers mitbestimmt, die Muskulatur beeinflussen kann und darüber hinaus ein eigenes Wahrnehmungssystem des Körpers darstellt ▸ **siehe Seite 11**. Das Bindegewebe ist als ein aufgespanntes, feinmaschiges Netz zu betrachten, in das die Knochen, Muskeln, Organe und Gefäße eingebettet sind. Die Faszien übernehmen in diesem Netzwerk die Kraftübertragung zwischen den Muskeln und sorgen so dafür, dass diese gut zusammenarbeiten.

> »Wenn man mit den Faszien arbeitet, behandelt man die Zweigstellen des Gehirns (...) Warum sollte man also die Faszien nicht ebenso mit Respekt behandeln wie das Gehirn selbst?«

ANDREW TAYLOR STILL (1828–1917), USA,
BEGRÜNDER DER OSTEOPATHIE

Die Anfänge einer ganzheitlichen Therapie

Bindegewebe in seinen unterschiedlichen Erscheinungsformen – als lockeres oder straffes Bindegewebe oder als derbe bindegewebige Züge ▸ **siehe Seite 11** – ist wie zuvor beschrieben im Körper allgegenwärtig. Dies eröffnet auch einen neuen Blick auf die Kräfte beziehungsweise Strukturen, die bei Bewegungen im Körper wirken: Dachte man früher, die Kraft der Muskeln würde über die sehnigen Enden auf die Knochen übertragen, folgt man heutzutage der wichtigen Erkenntnis, dass ein nicht geringer Teil der Kraft über die bindegewebigen faszialen Anteile gelenkt wird.

Neuer Therapieansatz: die Faszien als Steuerorgan

Die große Dichte der im Fasziengewebe entdeckten Rezeptoren lässt also darauf schließen, dass die Faszien uns auch als Steuerorgan dienen: Die Gelenke werden vorbereitet und stabilisiert, möglicherweise werden auch die Muskelketten und die Verbindungen zu anderen Gelenken entsprechend justiert ▸ **siehe Seite 14 f. und 29.**
Ein Beispiel: An der Außenseite des Oberschenkels haben wir eine mächtige Faszienplatte, den *tractus iliotibialis,* der bislang vornehmlich als biomechanischer Stabilisator wahrgenommen wurde, als Verspannung gegen Zugkräfte. Aus neuerer wissenschaftlicher Sicht hat diese Faszienplatte aber vor allem anderen eine sehr wichtige Aufgabe in der koordinativen Steuerung des Kniegelenkes und des Sprunggelenkes.

MUSKELKETTEN STATT ISOLIERTER MUSKELN

In früheren Zeiten legte man mehr Wert auf die einzelnen Muskelfunktionen, sie wurden isoliert auf ihre jeweilige Funktion hin detailliert beschrieben. Hinweise auf funktionierende Muskelketten fanden erst viel später Eingang in die Medizin.
Heute weiß man: Einzelne Muskeln reagieren nie als ganzer Muskel, sondern immer in bestimmten Anteilen, die wiederum in einer Art Dominoeffekt Teile von anderen Muskeln ansprechen. Dabei bestimmt nicht der Muskel selbst die Abfolge, sondern Steuerelemente in den Faszien mit hoher Rezeptorendichte, die Informationen zu der jeweils benötigten Spannung weitergeben.

> »Faszien: vom Aschenputtel der Orthopädie zum Superstar der wissenschaftlichen Forschung.«
>
> ROBERT SCHLEIP (*1954), DEUTSCHER HUMANBIOLOGE UND FASZIENFORSCHER

FIT UND GESCHMEIDIG BIS INS ALTER

Eine große Rolle in der Leistungsfähigkeit der Faszien spielen ihre Festigkeit, Elastizität und Flexibilität. Diese lassen sich mit den geeigneten Übungen trainieren.

Im Lauf des Lebens verändern sich die Faszien und können durch eine naturgegebene sinkende Produktion des Strukturproteins Kollagen (▸ **siehe Seite 9**) verfilzen. In der Abbildung sehen Sie links junge beziehungsweise trainierte Faszien mit einer geordneten Struktur, die ihrem »Besitzer« kraftvolle und geschmeidige Bewegungsabläufe garantieren. Rechts im Bild sehen Sie durch Inaktivität in Verbindung mit Altern verfilzte Faszien, die die natürlichen Bewegungsabläufe einschränken. Diesen Prozess kann man nicht nur aufhalten, sondern sogar umkehren – durch Bewegung. Durch regelmäßiges, gezieltes Faszientraining wie in diesem Buch gezeigt gewinnen Sie spürbar mehr Lebensqualität, erhöhen Ihre Leistungsfähigkeit, beschleunigen Heilungsprozesse, bringen Schmerzen zum Abklingen und betreiben aktive Verletzungsprävention.

trainiertes, geordnetes Fasziengeflecht

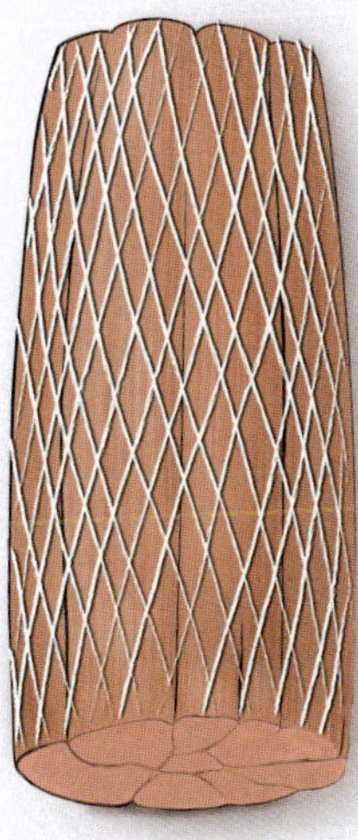

verklebtes, ungeordnetes Fasziengeflecht

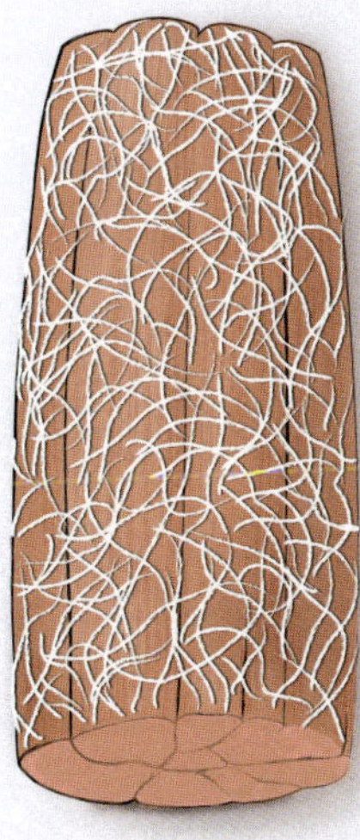

»Blinde Flecken« der modernen Wissenschaft

Die moderne westliche Wissenschaft ist es gewöhnt, kleine Einheiten zu untersuchen und wenige Variablen miteinander zu vergleichen. Große, netzwerkartige Strukturen können in den wissenschaftlichen Erhebungen nicht abgebildet werden und fallen somit durch das Raster der Forschungen. Deshalb ermöglichen es uns auch im Hinblick auf das Bindegewebe erst neue Methoden und ein neues Denken, dem Geheimnis auf die Spur zu kommen. So sehen wir heute das Bindegewebe aus der Sicht der Kybernetik, der Wissenschaft von Systemen ▸ **siehe Seite 22.** Das Bindegewebe ist demnach ein hoch kompliziertes, komplex reagierendes kybernetisches Netzwerk, dessen Geheimnis wir erst in den Anfängen begonnen haben zu entdecken und zu begreifen.

Leider werden außerdem auf Erfahrungen basierende Erkenntnisse in der heutigen medizinischen Forschung nach wie vor eher gering geschätzt (anders als etwa in Erfahrungsheilkunden wie der Traditionellen Chinesischen Medizin). Alles soll heute vermessen und aufgrund fest vorgegebener Größen bestimmbar gemacht werden. Die Erkenntnisse, die aus alternativen Therapieformen wie der Osteopathie, dem Rolfing, den myofaszialen Lösetechniken, der Akupunktur oder der Homöopathie gewonnen werden, sind jedoch enorm wichtig ▸ **siehe ab Seite 50.**

Die Formulierung von Hypothesen, die aus der Erfahrung gewonnen werden, war über Jahrhunderte hinweg ein wichtiger Baustein der wissenschaftlichen Fortentwicklung. Erst in der heutigen Zeit glaubt man nur, was wissenschaftlich bewiesen ist. So geht es vielen Patienten in der Schulmedizin: Ein Leiden, das nicht in Parametern abgebildet werden kann, wird als nicht real abgetan, oftmals als rein psychisch bedingt abgestempelt.

INFO

ES BEGANN MIT DER OSTEOPATHIE

Die Grundlage der Bindegewebsbetrachtung hat die Osteopathie gelegt ▸ **siehe Seite 52 f.** Dr. Andrew Taylor Still hat im Jahr 1871 die Prinzipien seines Verständnisses des Körpers niedergeschrieben und nannte seine Behandlungsform Osteopathie. In vielen Büchern wird die Rolle dieser manuellen Therapie nur sehr beiläufig gewürdigt. Letztendlich hat sie aber das Interesse am Bindegewebe geweckt und ihren Einfluss auf alle anderen Behandlungssysteme des Bindegewebes ausgeübt.

Rund anderthalb Jahrhunderte später scheinen sich Denken, Spüren, Fühlen und die Intuition des Vordenkers der Faszienforschung zu bestätigen.

»BRENNPUNKTE« IM FASZIENSYSTEM

Die Faszien können geschwächt werden durch Fehlhaltungen, Verletzungen, Bewegungsmangel und Stress. Hier sehen Sie typische Stellen für daraus folgende Verhärtungen, Schmerzen und Blockaden.

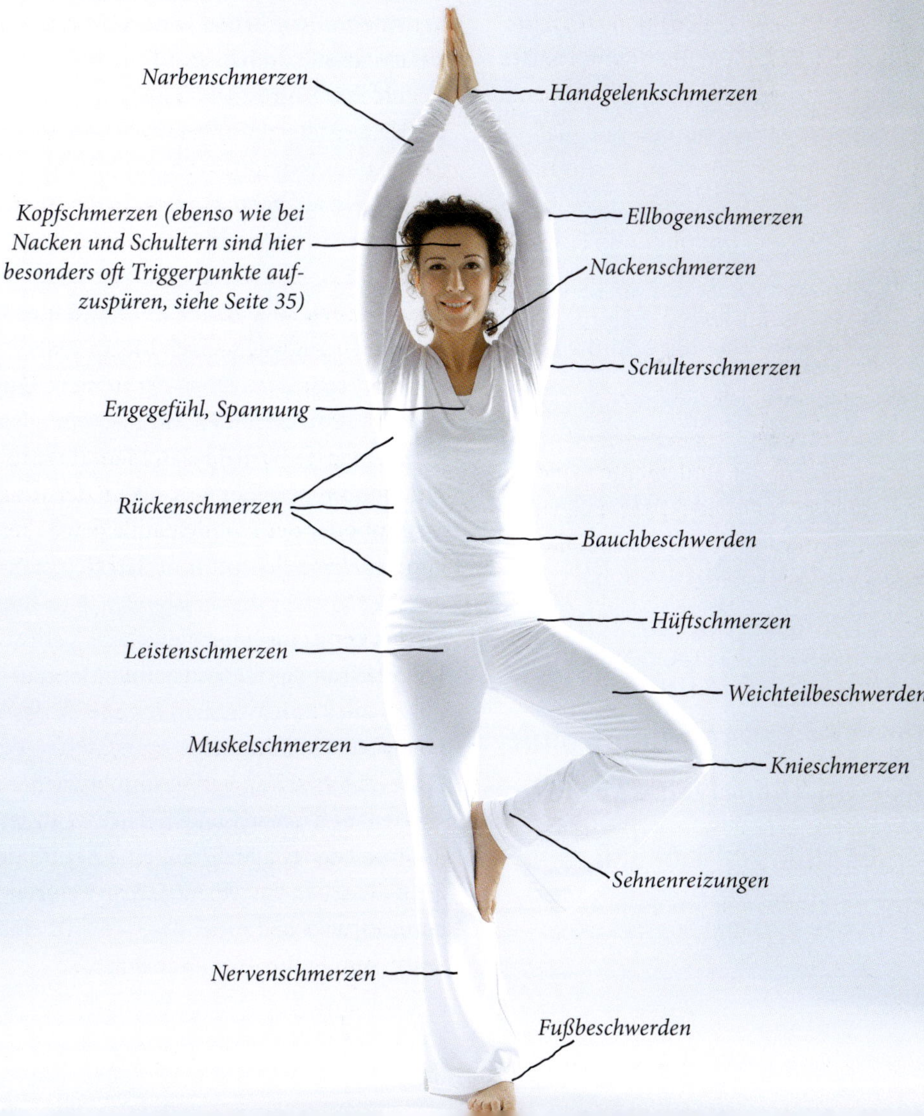

Die Zellen als Schlüssel

Die Zellen als kleinste lebende Einheiten unseres Körpers sind eingebettet in die sogenannte extrazelluläre Matrix, die teils aus Bindegewebe, teils aus einer ungeformten Grundsubstanz besteht. Diese Matrix ist der Lebensraum für alle Zellen, keine einzelne Zelle kann für sich allein überleben. Die Matrix steht für Informationsfluss im Körper, für Ernährung der Zellen, für den Energiefluss, für die Immunreaktionen und bestimmt nicht zuletzt die Gestalt des Körpers mit. In sie münden Nerven, Lymph- und Blutgefäße. Als Medium für die Ernährung und damit den Stoffwechsel der Zellen ist das Wasser ganz entscheidend – der menschliche Körper besteht zu 70 Prozent aus diesem Element. Eine Reihe von Behandlungstechniken für die Faszien zielen daher auf den Wasserhaushalt und den Flüssigkeitsaustausch ab.

> »Der Zellbegriff ist genaugenommen nur eine morphologische Abstraktion. Biologisch gesehen kann er nicht ohne das Lebensmilieu der Zelle genommen werden.«
>
> PROF. DR. ALFRED PISCHINGER (1899–1983, ÖSTERR. ARZT UND ZELLFORSCHER

Das Ganze im Blick

Der große deutsche Arzt Dr. Rudolf Virchow hat einen wesentlichen Fortschritt der Medizin eingeleitet, indem er im Jahr 1858 seine Zellenlehre begründete und Krankheiten ganz allgemein als Störungen im Gefüge der Zellen definierte. Allerdings führte diese Hypothese zu einem Denken in der Medizin, das letztlich in ein Verständnis der Heilkunde als Reparaturmethode mündete. Man konzentrierte sich auf die Zelle und ihre Bestandteile und suchte nach Mechanismen, diese zu reparieren. Diese Art zu denken und Forschung zu betreiben war insofern effektiv, als man nicht mehr den Menschen als Individuum in seiner Gesamtheit wahrnehmen musste, sondern sich auf wenige Zellen konzentrieren konnte. In vielen Gebieten der Medizin war dies erfolgreich. Nur führte dieser Ansatz insgesamt zu einem Verlust der Sicht auf das Gesamtsystem Mensch samt seiner Beschwerden, zugunsten des Fokus auf das Einzelne.

Dabei gab es schon vorher immer wieder Ansätze und Vorstellungen darüber, dass das Bindegewebe nicht nur eine Art Bindeglied zwischen verschiedenen Strukturen darstellt, also weit mehr Aufgaben als eine Stütz- und Füllfunktion innehat.

Das System der Grundregulation

Bereits Mitte des 18. Jahrhunderts postulierte der französische Arzt Théophile de Bordeu (1722–1776), dass die Organe neben dem Nervensystem über das Blut gesteuert werden – er schrieb also nicht nur den lebendigen Zellen, sondern auch extrazellulären Substanzen Steuerungsfunktionen zu. Mitte des vergangenen Jahrhunderts stellte Professor Alfred Pischinger (siehe Zitat linke Seite) das »System der Grundregulation« dar und betonte neben der Wichtigkeit der Zellen auch die Bedeutsamkeit des sie umschließenden Bindegewebes.

Das System der Grundregulation beschreibt die Zelle in ihrem Umgebungsmilieu, der extrazellulären Matrix ▸ **siehe Seite 20**. Alle freien Substanzen, die im Körper Funktionen erfüllen, zum Beispiel Sauerstoff und Blutglukose, hormonelle Informationen, Botenstoffe aus den Nervenenden sowie elektrische Impulse, gelangen nur über das extrazelluläre Milieu zu jeder Zelle.

Seit der Beschreibung der Grundsubstanz hat das System der extrazellulären Matrix zunehmend Eingang in die medizinische Grundlagenforschung gefunden. So wird die Matrix nicht mehr als passives Transportgewebe gesehen, sondern als dynamische, lebende Komponente. Je länger wir verhindern, dass sich Abfallstoffe in der Matrix ablagern und diese nach und nach verstopfen, desto länger bleiben wir gesund und am Leben. Denn die Zelle erkrankt nicht von innen, sondern aufgrund von Einflüssen aus dem sie umgebenden Milieu.

DIE EXTRAZELLULÄRE MATRIX

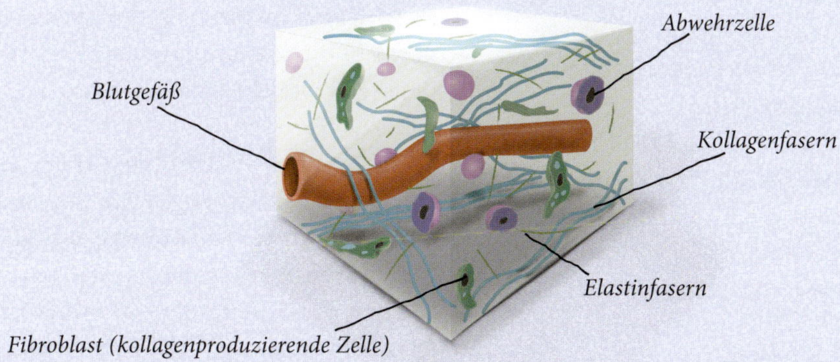

Der Körper als Schwingungssystem

Die in den 1960er-Jahren aufgekommene Wissenschaft Kybernetik (begründet vom US-amerikanischen Mathematiker Norbert Wiener) befasst sich mit Systemen der unterschiedlichsten Art (etwa technische, biologische und soziologische). Die Kybernetik und zudem die Thermodynamik (Wärmelehre) konnten zeigen, dass es sich bei der extrazellulären Matrix um ein energetisch offenes System handelt, wie es allen biologischen Organismen zugrunde liegt. Das bedeutet: Wie die Lebewesen selbst ist die Matrix in der Lage, mit der Umwelt Energie und Materie auszutauschen.

INFO

INTERNATIONALER FASZIEN-KONGRESS

Nach dem ersten weltweiten Faszienkongress in Boston, USA, im Jahre 2007 stieg die Zahl der internationalen Publikationen zum Thema sprunghaft an. Wenn Sie tiefer in die Materie einsteigen möchten und sich für die Vorträge der im zwei- bis dreijährlichen Abstand stattfindenden Kongresse interessieren, sind Sie hier richtig: www.fascia-congress.org (nur auf Englisch).

Des Weiteren lautet ein Grundsatz der Kybernetik, dass es in Lebewesen keine objektivierbare Linearität gibt. Das bedeutet: Ein ganz bestimmter, fest umrissener Zustand kann nicht unmittelbar einen anderen ganz bestimmten Zustand nach sich ziehen. In diesem Sinne ist auch die Entstehung etwa von Schmerzen, Blockaden, Schwächen oder einer Erkrankung immer ein komplexes, multifaktorielles Geschehen.

Das Individuum wandelt sich ständig

Ursache und Wirkung mit diesem anderen Blick zu betrachten bedeutet logischerweise auch, zu verstehen, dass jeder Mensch, jeder Organismus ganz individuell auf ein bestimmtes Ereignis reagiert und man seine Reaktion im Detail nicht voraussagen kann. Wir sind als Organismus also nicht stabil, unveränderlich, sondern verändern uns in jeder Millisekunde. Denn wir befinden uns nicht in einem statisch gleichbleibenden Zustand, sondern in einem Schwingungszustand. Dieser betrifft auch alle Strukturen unseres Organismus, die jederzeit einen anderen Zustand einnehmen können.

BLITZSCHNELLE ÜBERTRAGUNG

Doch nicht das Nervensystem mit seinem weitverzweigten Netz an Fasern ist zuständig für diese Schwingungen. Es ist viel zu langsam, um die Informationen im Körper zu verarbeiten, Steuerbefehle zu geben und

die ungeheure Informationsfülle im Organismus zu verarbeiten. So ist die extrazelluläre Matrix erwiesenermaßen zum Beispiel imstande, bei einwirkendem Druck, Zug oder einer rotatorischen Kraft diese mechanische Kraft in chemische oder physikalische Energie umzuwandeln, und zwar in Nanobruchteilen einer Sekunde. Die Matrix kann beispielsweise ihre Steifigkeit von einem gelartigen Zustand zu einem solartigen Zustand verändern.
Die Bindegewebsstrukturen der Faszien umhüllen buchstäblich jede einzelne Zelle, Zellanhäufungen und ganze Organe und verbinden sie miteinander. Jede noch so kleine mechanische Kraft, jede chemische, thermische, emotionale oder sonstige Einwirkung wird vom Bindegewebe registriert und als hochkomplexe Information an die Strukturen im Organismus weitergegeben.

GESUNDHEIT VERSTEHEN

Die Faszienforschung hat somit die eigentliche Forschung über extrazelluläre Matrix und Bindegewebe erst angestoßen und wir sind immer noch weit weg davon, die Funktionsweise unseres Körpers komplett zu verstehen – was auch die zunehmende Rate von Erkrankungen zeigt. Trotz unzweifelhaft immer schnellerer Fortschritte der Medizin und gleichzeitig mit der steigenden Lebenserwartung des Menschen steigt die Rate insbesondere von chronischen Krankheiten. Umgekehrt stehen mit Therapien, bei denen das Bindegewebe angesprochen wird, neue heilkundliche Möglichkeiten zur Verfügung. Die Faszien zu trainieren und zu pflegen bedeutet also viel mehr, als die Muskel-Faszien-Einheiten zu kräftigen im Sinne eines konventionellen Ganzkörpertrainings. Stattdessen sollte das Training unser ganzes bindegewebiges System ansprechen, wie die Übungen in diesem Buch es tun.

INFO

DIE FREQUENZ DES KÖRPERS

Wissenschaftlich schon seit Jahrzehnten bekannt ist, dass der Körper, wohl durch ständige winzige Muskelkontraktionen, das ganze Leben lang in einer bestimmten Frequenz schwingt. Diese Schwingungen liegen im Bereich von 7 bis 12 Hertz, also 7 bis 12 Schwingungen pro Sekunde.
Da diese Schwingung beim Menschen wie bei allen Warmblütern nachzuweisen ist, wird ein Zusammenhang mit der Erzeugung und Konstanthaltung der Körpertemperatur angenommen. Dieser Faktor ist unter anderem bedeutsam bei der Matrix-Rhythmustherapie ▸ **siehe Seite 54** und unseren Schwingungsübungen ▸ **siehe ab Seite 113**. Beide arbeiten mit der Eigenschwingung des Körpers.

Embodiment: Körperhaltung und Emotion

Im Lauf der letzten Jahrhunderte haben der Körper und seine Möglichkeiten und Bedürfnisse im Verständnis der Menschen dramatisch an Bedeutung verloren. Die Rationalisierung hat das Gehirn, das Denken, die Informationsverarbeitung in den Vordergrund gerückt. Der berühmte Grundsatz *cogito ergo sum* (Ich denke, also bin ich), den der französische Philosoph René Descartes im 17. Jahrhundert aufstellte, hat den Körper – mit langer Nachwirkung – außen vorgelassen. Ebenso werden in der modernen westlichen Medizin Wechselwirkungen zwischen Seele und Körper eher selten angemessen beachtet.

Dabei spricht die Psychologie seit vielen Jahren von einem engen Zusammenhang der Körperhaltung zu unserer Stimmung oder sogar unseren Überzeugungen und Meinungen. Bislang war unbekannt, welche Strukturen im Organismus hierbei eine Rolle spielen. Die neuen Erkenntnisse über Faszien legen aber neue Hypothesen nahe, da gerade diese Strukturen mit ihren zahlreichen Rezeptoren – weitaus mehr, als in den Muskeln vorhanden sind – bei Streckung, Beugung, Drehung besonders angesprochen werden. Die Vertreter der noch jungen kognitionswissenschaftlichen These des Embodiment gehen davon aus, dass das Bewusstsein einen Körper voraussetzt und dass Wahrnehmung immer ein Zusammenspiel unserer Sinneseindrücke und unserer Motorik ist. In dem sehr lesenswerten Buch »Embodiment« finden sich zahlreiche Berichte über verblüffende Studien der Psychologie, die die Wirkung der Körperhaltung auf das Denken und die Emotion anschaulich machen ▸ **siehe Buchtipp Seite 120.**

So hat man etwa mit Collegestudenten als Probanden nachgewiesen, dass gute Noten eine aufrechtere, stolzere Haltung hervorrufen, schlechte Noten hingegen führen zu einer gebeugteren, gedrückten Haltung. Ein mittlerer Notendurchschnitt rief indes keine Änderung der Körperhaltung hervor. Mit diesen und vielen anderen ähnlichen Versuchen konnte man beweisen, dass jedes Gefühl, jedes Denken, jede Vorstellung mit einer entsprechenden Änderung der Körperhaltung einhergehen.

Keine Einbahnstraße

Es ist nun hochgradig interessant, dass auch der umgekehrte Weg zu ähnlichen Ergebnissen führt: Eine aufrechte Haltung beispielsweise geht mit einem stolzen, selbstbewussten Verhalten einher, eine gebeugte Haltung dagegen mit einer eher niedergeschlagenen Stimmung. Nun ist es natürlich nicht so einfach, dass allein die Haltung schlagartig und dauerhaft zu einer Stimmung führt, denn dazu ist der Organismus wiederum viel zu komplex. Viele andere Faktoren sind in diesem Zusammenhang mit beteiligt.

Auch funktioniert das Ganze nicht mehr, sobald in einem wissenschaftlichen Versuch die Teilnehmer wissen, was genau in der Studie untersucht wird, da sie dann unbewusst Gegenreaktionen einleiten. Unser Körper ist eben ziemlich schlau.

WIR LERNEN MIT KÖRPER UND SEELE ZUGLEICH – VON ANFANG AN

Das Beispiel von Seite 24 und viele weitere Versuche und Studien zeigen, dass unser sinnliches Erleben mit entsprechenden Körperpositionen, Muskelanspannungen oder Entspannungen innig verknüpft ist. Die Informationen über die Sinnesorgane – das sensorische System – und die Rezeptoren, die über den Zustand des Körpers informieren, werden zunehmend mit Antworten des Körpers abgeglichen (Körperhaltung, Mimik, Muskelspannung, Faszienspannung – das motorische System). Sich daraus ergebende Störungen werden sensomotorisch genannt, da man keine Trennung des sensorischen und motorischen Systems vornehmen kann. Beide bedingen einander.
Entscheidende Grundlagen dazu werden schon in der Kindheit gelegt. In dieser Zeit werden positive und negative Erfahrungen besonders unmittelbar und prägend mit Körperspannungen verknüpft – und im Sinne einer Sammlung von Erfahrungen später immer wieder abgerufen, auch noch im Erwachsenenalter. Gerade im ersten Lebensjahr kann man sehr gut beobachten, dass jede Emotion mit dem ganzen Körper beantwortet wird: Entdeckt das Baby seinen roten Ball und will ihn begeistert greifen, so greifen Mund, Fuß, Hand, sprich der ganze Körper mit. Auch bei Freude und beim Lachen, bei Wut und Enttäuschung reagiert das gesamte Muskel-Faszien-System.
Erst mit den Monaten und Jahren lernen Kinder, das muskuläre System zu kontrollieren. Aber auch wenn man als Erwachsener dann gelernt hat, Körperregungen mehr oder weniger zu verstecken, reagiert in der Tiefe das Muskelsystem mit Anspannung, was die Faszienrezeptoren registrieren.

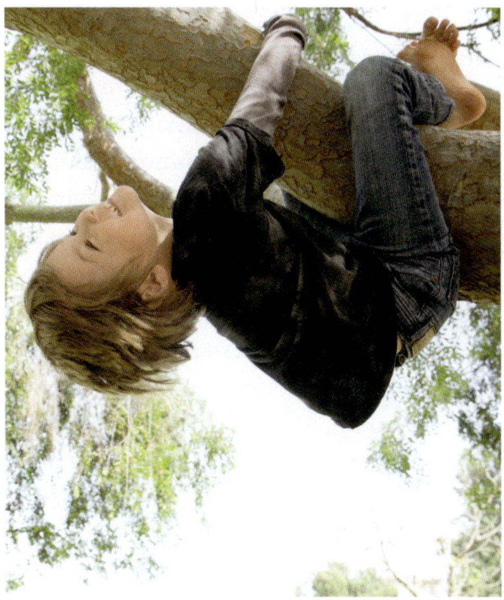

Kinder gehen oft noch viel mehr in ihren Bewegungen auf als wir Erwachsene.

Ähnlich wie ein plötzlich wahrgenommener Geruch oder eine Melodie aus unserer Kindheit uns emotional unmittelbar in diese Zeit zurückversetzen kann, so kann also auch eine bestimmte, von damals vertraute Erfahrung uns automatisch wieder eine bestimmte Körperhaltung einnehmen lassen. Positive wie negative Erfahrungen hinterlassen auf diese Weise in dem heranwachsenden, sich orientierenden Organismus Spuren, die anschließend oft fest verankert sind: Noch Jahrzehnte später gehen meist nicht nur die betreffenden Emotionen und Stimmungen mit der Aktivierung bestimmter Körperpositionen aus dem »Erfahrungsschatz« einher – die Körperhaltungen können ihrerseits die entsprechende Emotion hervorrufen. Aber jeder Körper, jedes Körpermuster ist bis ins hohe Alter hinein bei Bedarf trainierbar und somit veränderbar. Bislang waren die physiologischen Gründe dieser Verknüpfung von Emotion und Körperhaltung unklar, natürlich dachte man an die Muskulatur mit ihren Nervenversorgungen. Die Bindegewebsforschung hat nun zutage gebracht, dass die Faszien mit ihrer großen Zahl an Rezeptoren (▸ siehe Seite 14 und 29) sehr viel mit den emotionalen Rückkopplungen zu tun haben.

Das Gedächtnis des Körpers

Der Körper merkt sich alles. Dieser Erfahrungswert ist heute auch wissenschaftlich bestätigt, allerdings ist bislang der dahintersteckende Mechanismus weitgehend unbekannt. Es ist sehr wahrscheinlich, dass auch hier die Faszien mit ihren Rezeptoren eine große Rolle spielen. Der Psychiater Prof. Dr. Thomas Fuchs beschreibt in seinen Büchern (▸ siehe Buchtipps Seite 120) die folgenden Abteilungen des Körpergedächtnisses:

- **Prozedurales Gedächtnis:** automatisierte Bewegungsabläufe, etwa im Sport, beim Musizieren, beim Autofahren oder beim Zähneputzen.
- **Situatives Gedächtnis:** eine Art Raumgedächtnis und Erlebensgedächtnis.
- **Zwischenleibliches Gedächtnis:** Im Kontakt mit anderen Menschen reagiert unser gesamter Körper und interagiert mit dem Gegenüber auf vielen Ebenen. Eine Art Kraftfeld zwischen den Menschen entsteht, unsere Körperspannung verändert sich je nach unserem Gegenüber.
- **Inkorporatives Gedächtnis:** Unbewusst werden so auch Haltungen von Bezugspersonen, Vorgesetzten, Idolen ... ins eigene Körperbewusstsein übernommen. Auch die Übernahme bestimmter gesellschaftlicher Normierungen, Manieren, Haltungen, Benimmregeln ist hier angesiedelt.
- **Traumatisches Gedächtnis:** alle schädlichen Einflüsse, in Form von Verletzungen, Gewalteinwirkungen, Bedrohungen, Angstsituationen, Kränkungen, sozialer Ausgrenzung oder Vernachlässigung.

Somit hinterlässt eine jegliche Erfahrung eine Spur im Körpergedächtnis.

Fundamental: das Beuge- und Strecksystem

Gerade die Körperentwicklung im ersten Lebensjahr, also die zunehmende Aufrichtung eines Babys gegen die Schwerkraft bis hin zum freien Laufen, stellt einen Meilenstein der menschlichen Entwicklung dar. Unser Beugesystem ist im Körper früher und stärker verankert. Das Strecksystem hingegen, das letztendlich die Aufrichtung gegen die Schwerkraft gewährleistet, muss in einem komplexen Lern- und Erfahrungsablauf mit den Beugemuskeln in ein Gleichgewicht gebracht werden.

Das aufrechte Sitzen, das sicherlich gerade Kinder, die der Aufforderung »Sitz aufrecht!« folgen müssen, nicht gerade lieben, ist eine Eigenschaft, die wegweisend auf die mentale Verfassung zurückgreift. Die Fähigkeit, verschiedene Positionen einnehmen zu können, ist essenziell für unsere Selbstbestimmtheit. Dem Gleichgewicht der Muskelketten, Spieler, Gegenspieler, Muskel- und Faszienzüge kommt eine wichtige Bedeutung zu. Man sollte in der Lage sein, alle Positionen einnehmen zu können, halten zu können, und über ausreichend Flexibilität, Geschmeidigkeit und Ausdauer verfügen.

Mit dem Wissen, dass Körperpositionen, die Beugung, Streckung, Drehung, Seitneigung beinhalten, nicht nur die Muskulatur bewegen, sondern auch die Faszien ansprechen, die ihrerseits die Lageveränderungen und Spannungsverhältnisse an das Gehirn melden, bekommen viele Übungen einen neuen Hintergrund. Es wird klar, dass ein Faszientraining auch ein Körperbewusstseinstraining sein muss. Denn das bewusste Einnehmen verschiedener Körperpositionen bestimmt unsere körperliche Ausdrucksfähigkeit und damit auch unsere seelische Verfassung und Selbstbestimmtheit.

Der Körper erschafft sich selbst

Zum Abschluss dieses Einführungskapitels möchten wir Ihnen nun noch einen Einblick geben, aus welchem grundlegenden Antrieb heraus wir eigentlich wachsen, werden und uns weiterentwickeln.

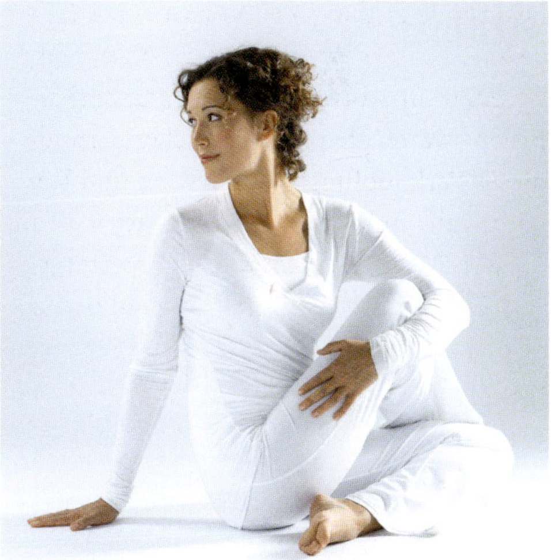

Der Körper will vielfältige Positionen einnehmen, halten, ausbalancieren und wieder lösen.

Schon mit sieben Wochen bewegt sich ein menschlicher Embryo aus eigenem Antrieb, wenige Tage später kann man bereits komplexere Bewegungen beobachten. Mit 14 Wochen hat der Fötus bereits ein Bewegungsmuster von 17 verschiedenen Aktionen entwickelt, zum Beispiel Atmen, Saugen, Schlucken, Gähnen, Strecken, Beugen ▸ **siehe Buchtipp Seite 120**. Eltern wissen, dass schon ihr kleines Baby fast täglich mit neuen motorischen Fähigkeiten überrascht. Doch welche Kräfte treiben diese beeindruckende Entwicklung voran?

Unser Körper verfügt über Zellen, die als Taktgeber funktionieren, ohne Input von außen. Spannenderweise hat man in den letzten Jahren herausgefunden, dass bestimmte Verhaltensmuster, die man bisher als Reflexe einordnete, sich über diese Taktgeber herausbilden: Die Atembewegungen sind erforderlich, um das Zwerchfell und die Atemmuskulatur herauszubilden. Saugen und Schlucken führen dazu, dass sich Speiseröhre und Magen-Darm-Trakt herausbilden. Erst nach und nach lernt das Kind nach seiner Geburt, seine Bewegungen bewusst zu kontrollieren. Wir verfügen also nicht über einen fertigen Bauplan, sondern wir haben abrufbare Pläne, die aber erst durch die Funktion, die Bewegung, die Aktion ausgebildet werden. Ohne die Benutzung des Körpers können wir nicht wachsen und existieren.

INFO

KEKS GEFÄLLIG?

In einer Studie des Sozialpsychologen Prof. Jens Förster, Uni Würzburg, aus dem Jahr 2003 wurden die Versuchspersonen in zwei Gruppen eingeteilt: Die einen sollten ihre Handflächen minutenlang von unten gegen einen Tisch drücken, also eine Bewegung zum Körper hin machen – eine Beugebewegung. Die zweite Gruppe sollte mit der Hand eine Platte wegdrücken, eine Bewegung vom Körper weg – eine Streckbewegung. Allen wurde mitgeteilt, dass beim Schauen einer politischen Sendung die Muskelaktivität gemessen werden sollte. Der wahre Versuch bestand allerdings darin festzustellen, wie viele lecker aussehende Kekse, die ohne weitere Bemerkung auf den Tischen standen, von den Teilnehmern verspeist würden. Die Unterschiede waren signifikant. So aß die Gruppe, die ihre Streckmuskulatur (Geh-weg-Bewegung) aktivierte, 0,9 Kekse. Die Gruppe, die ihre Beugemuskulatur (Komm-her-Bewegung) bewegte, verspeiste 2,6 Kekse.

DER SECHSTE SINN

Die Faszien werden auch als Sinnesorgan bezeichnet. Für die Informationsweiterleitung ans Gehirn und somit auch die Wechselwirkungen zwischen Körper und Emotionen spielen verschiedene Rezeptoren eine Rolle.

Über eine Gruppe von sogenannten Mechanorezeptoren – dies sind Fühler, die jede Veränderung von Druck, Zusammenziehen, Lage oder Dehnung registrieren – wird das Gehirn über diese Verhältnisse informiert. Die Rezeptoren spüren förmlich alle Bewegungen, und dies unglaublich feinfühlig und sozusagen in Echtzeit. Damit stellen sie unseren »sechsten Sinn« dar: die Tiefensensibilität und Bewegungswahrnehmung, auch Propriozeption (Eigenwahrnehmung, von lateinisch *proprius* = eigen- und *recipere* = aufnehmen). So können wir, wie zuvor bereits beschrieben, unsere Bewegungen und die Lage unseres Körpers im Raum wahrnehmen, ebenso die Stellung einzelner Körperteile zueinander. Diese Informationen beeinflussen auch unsere Emotionen, unsere Stimmung ▸ **siehe Seite 24**.
Insofern stellen die Faszien ein wichtiges Sinnesorgan im Körper dar, das minuziös unsere Gesamtbefindlichkeit, körperlich sowie emotional, spiegelt. Man unterscheidet die folgenden Untergruppen von Mechanorezeptoren der Faszien.

VATER-PACINI-KÖRPERCHEN

Sie vermitteln besonders gut Vibrationen und Druckveränderungen. Bei eintönigen Bewegungsabläufen oder einem ständig gleichen Reiz reagieren sie mit der Zeit nicht mehr.

RUFFINI-KÖRPERCHEN

Diese Dehnungsrezeptoren reagieren sensibel auf wechselnden Druck, wie er zum Beispiel bei einer Massage angewandt wird, oder auf langsame Dehnungen, wie sie bei Yogaübungen ausgeführt werden.

GOLGI-APPARATE

Äußerst wichtig im Zellstoffwechsel, reagieren diese in jeder Körperzelle vorhandenen Rezeptoren auf Muskelbewegungen. Sie schützen die Gelenke und die Sehnen so vor Überbelastungen.

INTERSTITIELLE REZEPTOREN

Sie spüren Druck, Schmerz, Temperaturveränderungen und stellen die Verbindung zum vegetativen Nervensystem dar.

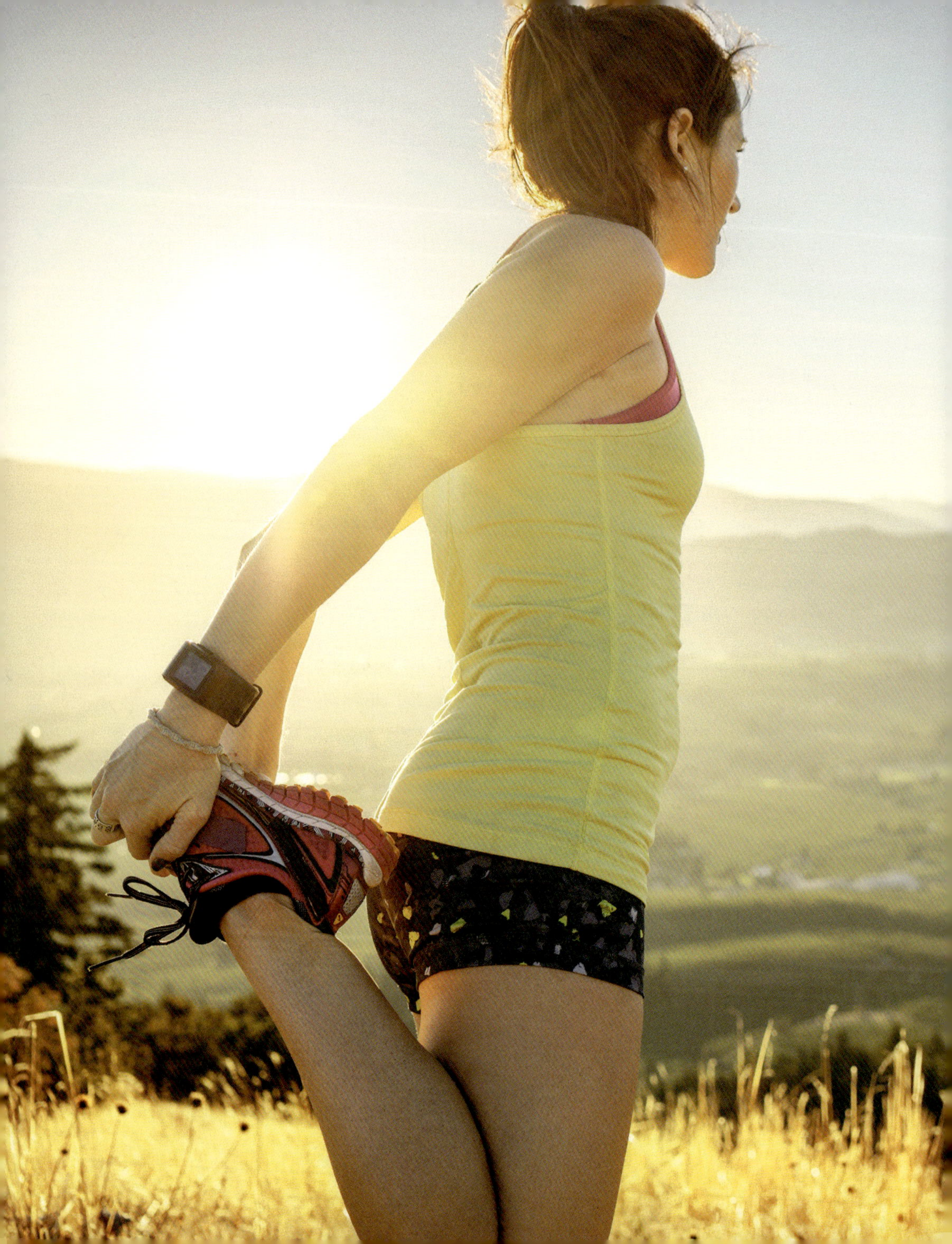

WAS DEN FASZIEN HILFT

BEI DER PFLEGE UNSERES FASZIENSYSTEMS IST BEWEGUNG DAS A UND O. DOCH AUCH PROFESSIONELLE THERAPIEN KÖNNEN DAS FASZIENTRAINING WIRKUNGSVOLL UNTERSTÜTZEN.

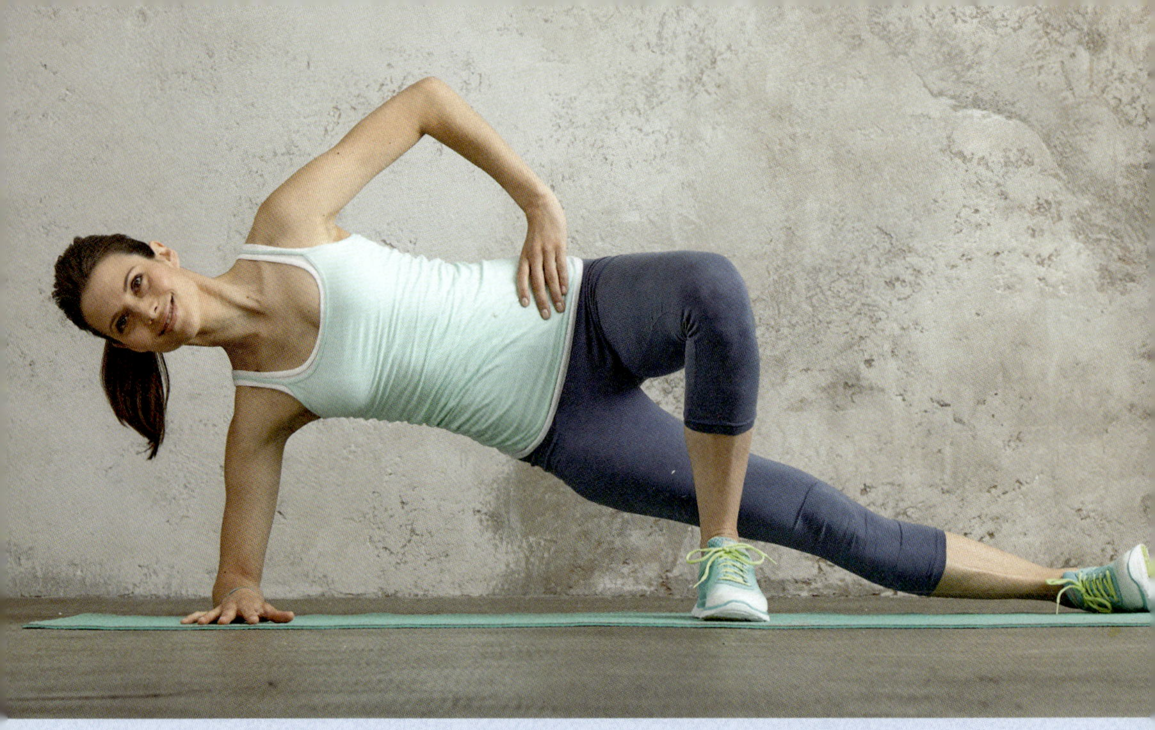

FASZIENTRAINING IN EIGENREGIE

Wer sich regelmäßig bewegt, hält seine Faszien jung und lebendig. Bewegungsmangel dagegen lässt die Faszien verkleben und verfilzen, mit spürbaren Folgen. Die muskuläre Kraftübertragung ist dann blockiert, denn die Muskelfaserbündel können nicht mehr geschmeidig aneinander vorbeigleiten. Die zunehmende Starre und daraus folgende Schmerzen, Schwächen und Blockaden mindern ihrerseits die Lust auf Bewegung.

Natürlich verfilzen die Faszien auch durch den natürlichen Alterungsprozess in einem gewissen Maße, denn die Bindegewebszellen produzieren mit den Jahren und Jahrzehnten immer weniger vom Strukturprotein Kollagen ▸ **siehe Seite 17**. Wenn man sich zusätzlich aber zu wenig bewegt und dehnt, wird der Stoffwechsel träger, verbrauchte Fasern werden viel langsamer abtransportiert und das Gewebe erneuert sich langsa-

mer. Zudem verliert die extrazelluläre Matrix an Flüssigkeit ▸ **siehe ab Seite 20.**
All diese Verklebungs- und Verfilzungsprozesse lassen sich aber durch Bewegung positiv beeinflussen. Regelmäßiges Faszientraining regt die Kollagenproduktion wieder an, die Faszien selbst werden wieder elastisch und werden gesund erhalten. Vergessen Sie nicht, dass Faszien ein lebendiges Gewebe darstellen, das sensibel auf Reize reagiert und sich auch an Belastungen anpasst.

Das Ganze sehen

Im Übungsteil dieses Buches werden Sie immer wieder Bewegungsabläufe, Übungen und Dehnungen finden, die Sie vielleicht in ähnlicher Form aus anderen Programmen schon kennen, etwa aus dem Yoga. Das Bewusstsein für gesunde Bewegungsabläufe ist schließlich nicht neu, sondern war in vielen Kulturen und Heiltraditionen ein essenzieller Bestandteil der Gesundheitspflege und Krankheitsvorbeugung. Die Übungen ab Seite 60 wurden mithilfe dieses alten Wissens entwickelt, Elemente aus verschiedenen über Jahrhunderte bewährten Bewegungsformen flossen mit ein.

Altes Wissen, neu belegt

Yoga, Qigong, Taiji, Pilates oder auch die gymnastischen Übungen von »Turnvater Jahn«, um nur einige Bewegungsformen aufzuzählen – alle haben eines gemeinsam: Sie trainieren sehr wirkungsvoll die Faszien! Diese Entdeckung ist neueren Forschungen zu verdanken. Die positive Wirkweise der Bewegungskonzepte auf Körper, Geist und Seele hingegen ist durch reine Erfahrung und Erkenntnis teilweise seit Jahrtausenden belegt. Heute blicken wir analytischer dahinter und können diese positiven Effekte auch wissenschaftlich begründen.
Die meisten der Übungen, die jetzt einem »Faszienkonzept« zugerechnet werden, sind also bereits seit Jahren, Jahrzehnten oder gar Jahrhunderten bekannt, sie wurden im Lauf der Zeit von kundigen Menschen weiterentwickelt und verbessert. Zum Teil gerieten sie eine ganze Weile in Vergessenheit, sind aus der Mode gekommen, sind Trends gewichen oder wurden gar als ungesund bezeichnet. Das Faszienkonzept holt dieses bewährte Wissen neu hervor und verbindet es mit den aktuellen Erkenntnissen der Wissenschaft.

Wie Faszientraining wirkt

Dass das Bindegewebe eine Art Nachrichtenzentrale, ein wichtiger Informationsverteiler des Körpers ist, haben Sie ab Seite 22 gelesen. Es wird besonders durch den Wechsel von Belastung und Entlastung angesprochen, wird dadurch elastischer. Zudem wird die Durchblutung, also das Blutangebot über die Arterien beziehungsweise der Abtransport des venösen Blutes und der Lymphflüssigkeit, verbessert. Auf diese Weise wird der ganze Stoffwechsel gestärkt. Die erhöhte

Sauerstoffaufnahme kommt den Mitochondrien zugute – den Kraftwerken der Zellen, die für die Produktion des Energieträgers Adenosintriphosphat (ATP) verantwortlich sind, unseres universellen und unmittelbar verfügbaren »Treibstoffes«.
Gezieltes Faszientraining betont die untrennbare Einheit der Muskeln und Faszien, wodurch die Feinabstimmung unserer Bewegungsabläufe perfekt reguliert wird. Im sportlichen Bereich spricht man hier von Plastizität – genau diese ist gemeint, wenn Trainer im Profisport davon sprechen, dass die Sportler ihr »Potenzial abrufen«.

Das Qi und die Meridiane

In der Traditionellen Chinesischen Medizin (TCM) begründet man die heilsame Wirkung bestimmter Bewegungsabläufe damit, dass die unsichtbaren Körperleitbahnen der alles durchströmenden universellen Lebensenergie (Qi), die Meridiane, dabei gedehnt werden. Über diese Energieleitbahnen wird Lebensenergie bis in jede Zelle des Organismus eingespeist. Körperliche sowie auch geistige und seelische Blockaden, die beispielsweise durch Fehlhaltungen oder Stress entstehen, werden auf diese Weise gelöst, was sich durch mehr Vitalität, Kraft

TIPP

FASZIENTRAINING IM ALLTAG

Nicht nur auf der Trainingsmatte, sondern auch in Alltag und Freizeit können Sie sich aus der Starre lösen und etwas für Ihre Faszien tun: beim Treppensteigen, beim Putzen (zum Beispiel unterm Sofa), beim Schwimmen und ganz besonders beim Klettern, ob in der Boulderhalle oder in der Natur. Finden Sie Möglichkeiten, mehr Beuge- und Streckbewegungen, Halte- und Zugbewegungen mit anschließender Entspannung in Ihren Alltag einzubauen. Übrigens: Sogar das verpönte »Lümmeln« auf dem Sofa ist viel besser als starres Sitzen auf dem Stuhl.

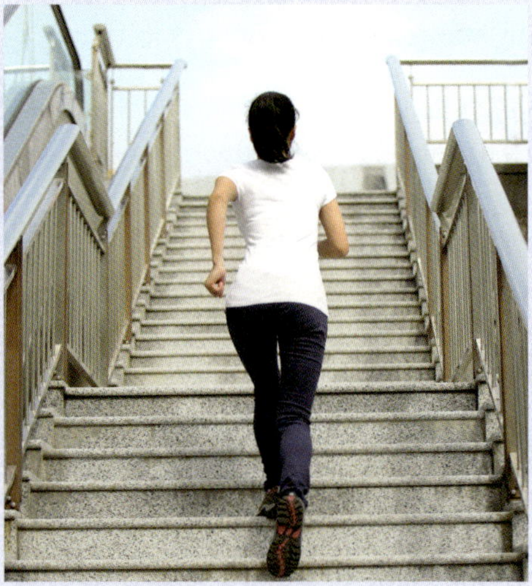

und Beweglichkeit bemerkbar macht – oft schon von der ersten Übungseinheit an.

DIE ENERGIE FLIESSEN LASSEN

Auch heute ist das Erklärungsmodell des Meridiansystems noch hilfreich für das Verständnis der Faszien. Die Forschung konnte jetzt nachweisen, dass zumindest ein Teil der Effekte von Meridianbehandlungen durch eine gezielte Aktivierung der Faszien hervorgerufen wird. Akupunktur- und Akupressurpunkte, bestimmte Punkte im Verlauf der Meridiane, über deren Behandlung sich der Energiefluss günstig beeinflussen lässt, liegen teils auf Faszienschnittpunkten. Die Akupressurpunkte haben schon allein deswegen, unabhängig von der Energielehre der Traditionellen Chinesischen Medizin, einen positiven Effekt auf benachbarte oder auch entfernt liegende Teile des Körpers.

Die Faszienlandkarte

Dass das Fasziennetz nicht nur die Muskulatur umspannt, sondern auch die Knochen, die sogenannte Knochenhaut (Periost) und auch die Organe, macht man sich unter anderem auch bei der Behandlung in der Osteopathie zunutze ▸ **siehe Seite 52 f.**

Die Grundannahme, dass Muskeln einzeln trainiert und bei Beschwerden nur lokal behandelt werden können, weicht durch die Erforschung der Faszien zunehmend der Erkenntnis, dass der Körper als Ganzes zu sehen ist, ob bei der Diagnose von Beschwerden oder bei Verletzungsprophylaxe und Training. Unabhängig von seinen einzelnen Aufgaben arbeitet jeder Muskel auch innerhalb eines Fasziennetzes. So gewährleistet unser Körper, dass Muskeln als Einheit zusammenarbeiten. In definierten Bahnen, Bögen und Linien, den myofaszialen Meridianen, verlaufen diese am und im gesamten Körper. Auf den folgenden Seiten zeigen wir Ihnen die einzelnen Faszienlinien, die einerseits Beschwerden verursachen, andererseits gezielt trainiert werden können, wie Sie es mit den Übungen in diesem Buch tun.

INFO

TRIGGERPUNKTE

Die Faszienbahnen weisen wie die Meridiane besondere Punkte auf: kleine Aufwölbungen auf den Muskeln, an denen wir Spannung oder Schmerz wahrnehmen, die Tenderpoints oder Triggerpunkte. Sie reagieren besonders reizbar auf Zug oder Druck. Blockaden können lokal, meist aber fernab ihrer Lokalisation Beschwerden auslösen, die oft chronisch werden. Man spricht von *referred pain* (übertragene Schmerzphänomene), etwa bei der Fibromyalgie ▸ **siehe Seite 15.**
Viele Übungen ab Seite 78 schließen Ihre persönlichen Triggerpunkte ein.

Die oberflächliche Rückenlinie

Diese Faszienlinie dient dem Schutz der rückwärtigen Oberfläche des Körpers und verbindet die Muskelgruppen des Rückens miteinander sowie die Muskeln mit dem Skelett. Sie beginnt an der Unterseite des Fußes und reicht bis über den Scheitelpunkt des Kopfes hinaus. Der sehnige Ansatz am Schädel geht fein aufgefächert in die Kopfschwarte ein. Man betrachtet sie in zwei Teilen: Teil eins reicht von den Zehen zum Knie, Teil zwei vom Knie zu den Augenbrauen.

Das Knie als Schaltstelle

Wenn sich das Knie im Stehen oder Liegen in der vollständigen Streckung befindet, bilden die Faszien der oberflächlichen Rückenlinie eine kontinuierlich durchlaufende Linie von Kopf bis Fuß. Wird das Knie nun angebeugt, so ist diese Linie unterbrochen und verläuft dann in zwei Etappen.

Auf die Funktion unseres Bewegungsapparats bezogen hat das zur Folge, dass weitere Faszienlinien aktiviert werden müssen, beispielsweise um den Körper bei angebeugtem Knie dennoch zu stabilisieren, sodass wir nicht einfach umfallen ▸ **siehe Seite 40 und 42**.

Sie können sich nun vorstellen, was die Zweiteiligkeit dieser Faszienlinie besonders für das Gehen bedeutet: Damit in der Phase des Anbeugens und Abhebens eines Knies der Rumpf immer gerade und stabil bleibt, müssen andere Faszienlinien einspringen, während das angebeugte Bein nach vorn bewegt wird und das am Boden gebliebene Bein Stabilität gibt. Der Körper muss also bei jedem Schritt zwischen den Faszienlinien, die er gerade zu seiner Stabilität benötigt, hin- und herschalten.

KOMPLEXES ZUSAMMENSPIEL

Schon an dem Beispiel des Gehens wird klar, dass bei komplexeren Bewegungen immer ein Zusammenspiel von mehreren Faszienbahnen stattfinden muss, damit eine stabile, harmonische und geschmeidige Bewegung ermöglicht wird. Die Übungen ab Seite 78 in diesem Buch trainieren aus diesem Grund sowohl die oberflächliche Rückenlinie selbst als auch ihr gut abgestimmtes Zusammenspiel mit allen anderen Linien.

INFO

TIEFE LINIEN DES RÜCKENS

Neben der oberflächlichen Rückenlinie gibt es tiefer liegende Rückenlinien, die lokale Funktionen einnehmen. Die Verkürzung der oberflächlichen Rückenlinie und das somit veränderte Zusammenspiel der tieferen Linien ermöglicht es, dass sich der beim Fötus noch gebeugte Körper im 1. Babyjahr in die aufrechte Haltung entwickelt.

DER VERLAUF DER OBERFLÄCHLICHEN RÜCKENLINIE

Diese Faszienlinie reicht von den Füßen bis zum Scheitel und wird unterbrochen, wenn wir das Knie beugen.

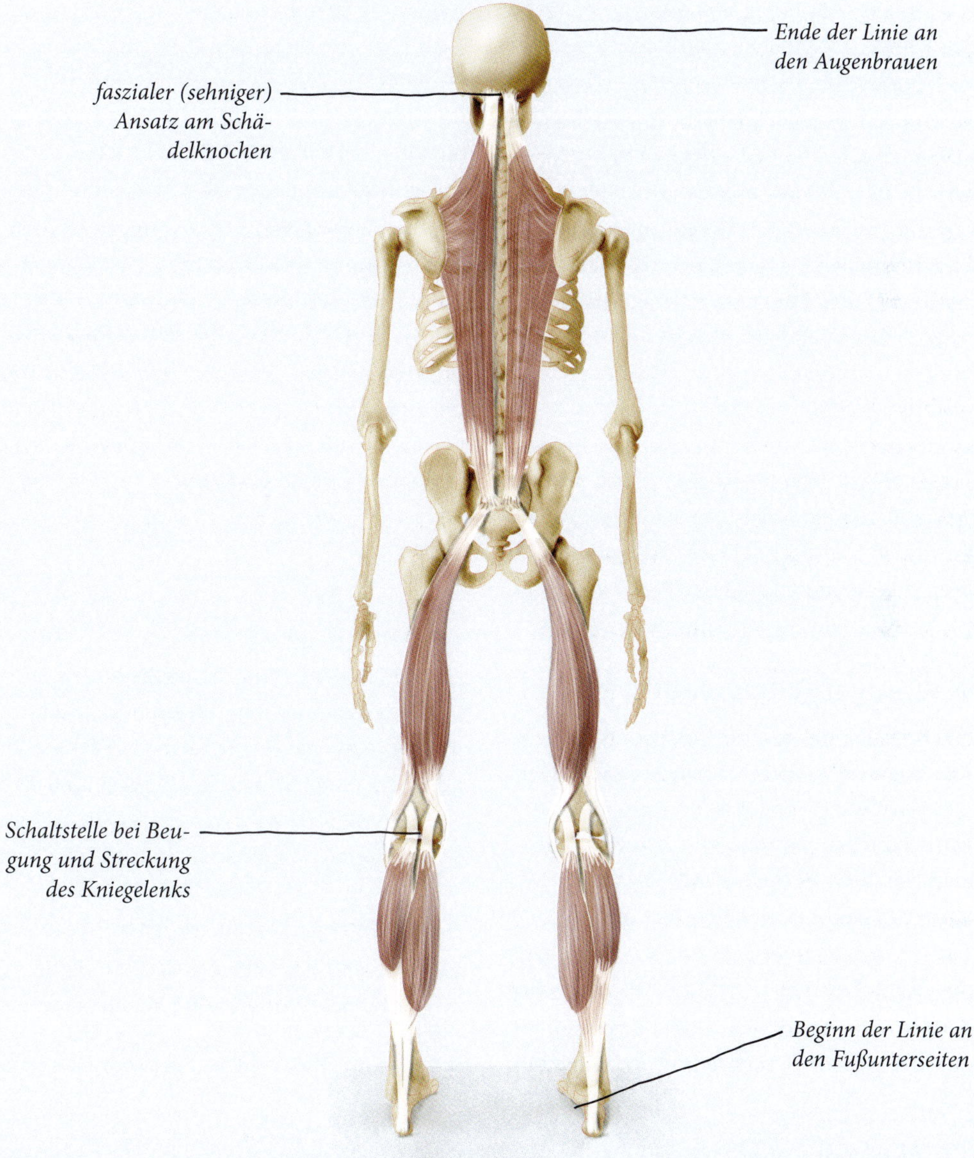

Die oberflächliche Frontallinie

Diese Faszienlinie reicht von der Oberseite der Füße bis hinauf zu den Seiten des Schädels. Wie die oberflächliche Rückenlinie setzt sie sich aus zwei Teilen zusammen: Der erste Teil verläuft von den Zehen bis zum Becken und der zweite Teil vom Becken bis zum Kopf. Wenn sich die Hüfte, wie es beim Stehen der Fall ist, in der Streckung befindet, agieren diese zwei Anteile der Frontallinie als kontinuierliche Einheit einer Zuglinie. Das Beugen in den Hüftgelenken unterbricht diese Faszienlinie, sodass andere Linien »einspringen« müssen. Beim Sitzen ist das Zusammenspiel des oberen und unteren Teils der Faszienlinie unterbrochen, doch wir geben auch den anderen Linien keine Gelegenheit mitzuhelfen. Unsere Faszien brauchen deshalb nach langem Sitzen eine Weile, bis sie wieder in Aktion kommen.

Vielfältiger Aufgabenbereich

Die funktionelle Aufgabe dieser Linie besteht einerseits darin, ein Gegengewicht zur oberflächlichen Rückenlinie zu bilden, andererseits dient sie dem Gesicht, dem Brustbein und dem Becken durch Zugkräfte als Unterstützung vor den Schwerkraftlinien. Die Bewegungsfunktion besteht im Beugen des Rumpfes und der Hüften, Streckung der Knie und Anheben der Füße. Des Weiteren ist die oberflächliche Frontallinie für wichtige, komplexe Bewegungen an der Halswirbelsäule verantwortlich. Unsere Übungen ab Seite 84 helfen dabei, dass all diese Funktionen wieder stabil beziehungsweise geschmeidig ablaufen.

Auslöser von Schutzreaktionen

Im Gegensatz zur oberflächlichen Rückenlinie, die überwiegend auf Ausdauerleistung spezialisiert ist, ist die oberflächliche Frontallinie hauptsächlich für schnelle Reaktionen, auch Schutzreaktionen zuständig. So schützt sie durch ihre schnellen, anspannenden Faseranteile alle Organe auf der Vorderseite des Körpers. Zusätzlich bringt sie unseren Kopf bei Schreckreaktionen in eine nach vorn und unten gerichtete Überstreckungsbewegung (Duckbewegung).

TIPP

SCHRECK, LASS NACH!

Gehen Sie einmal bewusst in die oben beschriebene Duckhaltung, die wir beim Erschrecken automatisch einnehmen: Wie fühlen Sie sich, tauchen Bilder vor Ihrem inneren Auge auf – etwa der ärgerlich in Ihr Büro stürmende Chef? Die Übungen in diesem Buch helfen Ihnen, solche oft über Stunden eingenommenen Haltungen zu erkennen und zu lösen.

DER VERLAUF DER OBERFLÄCHLICHEN FRONTALLINIE

Diese Faszienlinie reicht von den Zehen bis zu den Seiten des Schädels und wird unterbrochen, wenn wir das Hüftgelenk beugen.

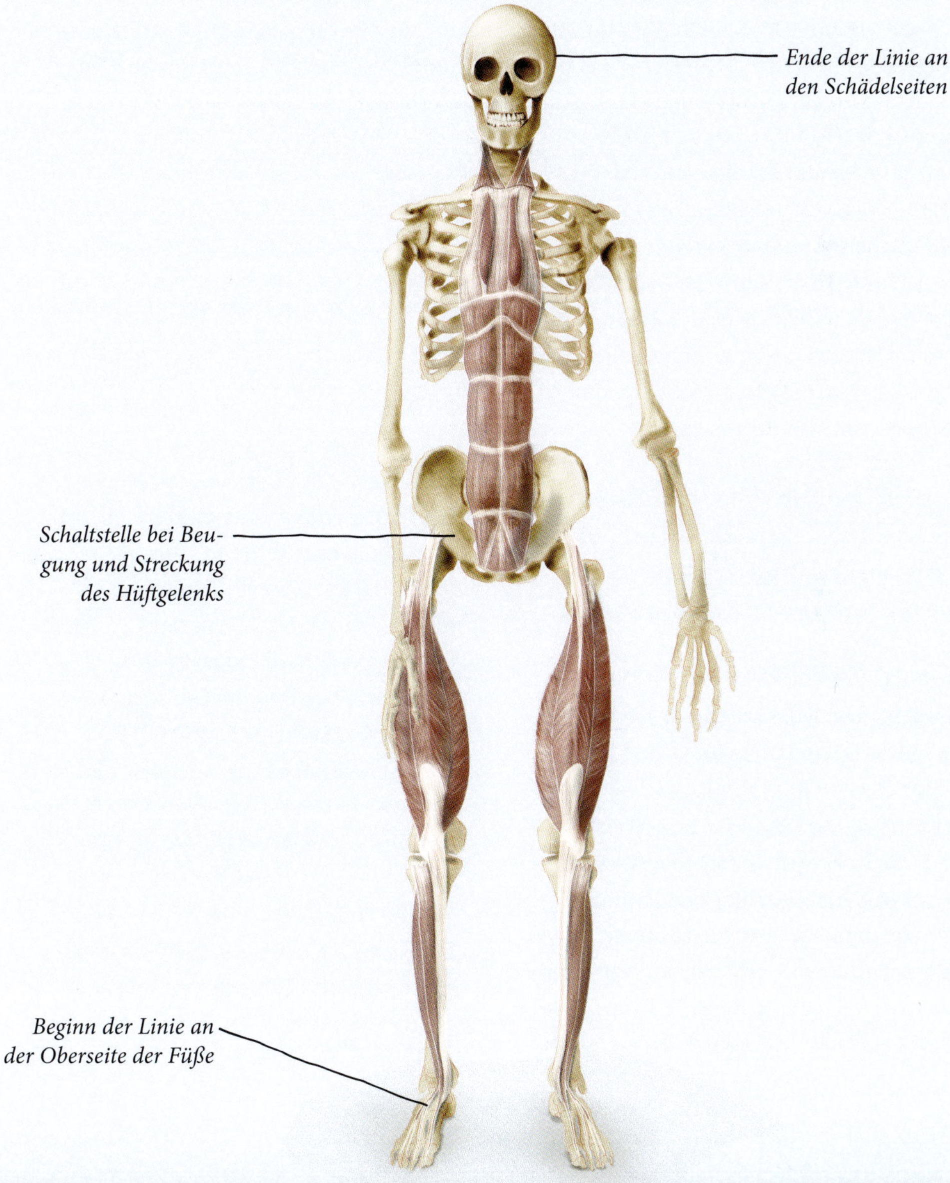

Die Laterallinie

Die beiden Faszienbahnen klammern unseren Körper sozusagen von außen ein. Sie verlaufen auf der linken und rechten Seite von den äußeren Fußknöcheln über die Außenseiten der Unter- und Oberschenkel bis hin zu den Flanken. Dort winden sie sich korbgeflechtartig entlang den Seitenlinien des Rumpfes, unter den Schultern hindurch und bis zum Schädel im Bereich der Ohren. An ihrem oberen Ende umfasst die Laterallinie das Ohr im Schläfenbein an der Seite des Kopfes, als würde sie es umarmen. Bei einer aufrechten Körperhaltung verläuft sie »durch« das Ohr, dieser hoch entwickelten Anordnung von Vibrationssensoren.

Vermittler im Körpergleichgewicht

Die Funktion der Laterallinie besteht in der Balance zwischen Vorder- und Rückseite und der Balance zwischen rechter und linker Körperseite. Die Faszienlinie dient als »Vermittler« zwischen der oberflächlichen Rückenlinie und Frontallinie, der Spirallinie (▸ **siehe Seite 42**) und allen anderen Linien. Die Laterallinie stabilisiert Rumpf und Bein in einer speziellen koordinativen Weise, damit sich die Körperstrukturen bei Bewegungen der Arme nicht verbiegen. Gerade den fein ausgleichenden und anpassenden Bewegungen über die am seitlichen Rumpf korbgeflechtartig verlaufenden Linien haben wir außerdem unseren harmonischen Gang zu verdanken. Würde diese Bewegung nicht mithilfe der Laterallinie fein reguliert werden, würden wir beim Gehen im »Seemannsgang« hin- und herschwanken.

Mit den Übungen ab Seite 88 trainieren Sie also nicht nur die Laterallinie selbst, sondern das harmonische Zusammenspiel aller Faszienlinien im Körper.

INFO

EVOLUTION DER SEITENLINIE

Beim Menschen ist der größte Teil der Vibrationssensitivität auf das obere Ende der Seitenlinie, das Ohr, konzentriert. Bei vielen evolutionsgeschichtlich sehr alten und auch bei einigen jüngeren Fischarten wie zum Beispiel dem Hai sind die Sensoren jedoch entlang der gesamten Seitenlinie aufgereiht. Dieses Seitenlinienorgan dient den Fischen dazu, Wasserbewegungen und Druckschwankungen durch vorbeischwimmende Beutefische auch in völliger Dunkelheit zu registrieren. Eine gewisse sensorische Verbindung scheint jedoch auch bei uns noch zu bestehen, was sich darin bemerkbar macht, dass zum Beispiel Links-rechts-Unterschiede, etwa durch einseitige Belastung, sich stärker bemerkbar machen als Gleichgewichtsprobleme.

DER VERLAUF DER LATERALLINIE

Diese Faszienlinie reicht von den Fußgelenken bis zu den Ohren und stabilisiert unseren ganzen Körper.

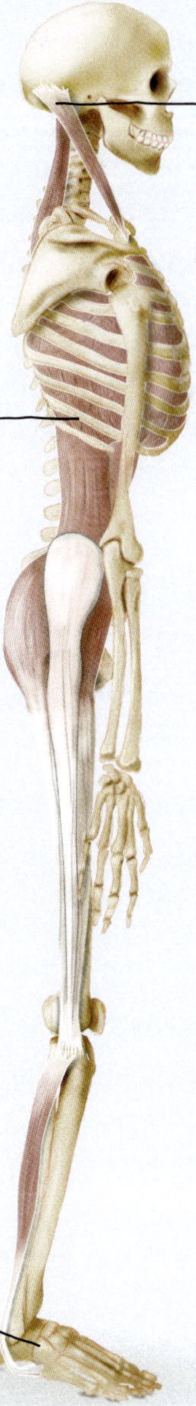

Die Spirallinie

Diese Faszienbahnen winden sich in einer Doppelspirale um den Körper. Sie verbinden jeweils eine Seite des Schädels über den oberen Rücken mit der gegenüberliegenden Schulter. Anschließend verlaufen sie spiegelbildlich um die Rippen herum, um sich vorn auf Höhe des Zwerchfells zu kreuzen und zur Hüfte auf der Körperseite zurückzukehren, auf der sie am Kopf begonnen haben. Wie ein Springseil führt die Spirallinie von der Hüfte weiter entlang den vorderen seitlichen Oberschenkeln und dem Schienbein zum inneren Längsgewölbe des Fußes. Dort verlaufen die Linien jeweils unter dem Fuß hindurch, über den hinteren seitlichen Bereich des Beins entlang zum Sitzbein und münden dort in die Faszie des Rückenmuskels, um, wieder nahe ihres Ausgangortes am Schädel, zu enden.

Gleichgewicht und Gehen

Die Spirallinie gewährt Gleichgewicht in allen Ebenen und durch ihre Verbindung des Fußgewölbes mit dem Beckenwinkel eine exakte Spurführung beim Gehen. Weiter ermöglicht sie Rotationen und Spiralbewegungen, hemmt und stabilisiert gleichzeitig Rumpf und Beine, um ein Einbrechen des Körpers in der Bewegung zu vermeiden. Die Spirallinie verbindet alle Ebenen des Körpers, die Übungen ab Seite 92 geben Ihnen mehr Stabilität und Beweglichkeit.

TIPP

KLEINES BÜROPROGRAMM

Unter stundenlangem Sitzen leiden besonders die Lateral- und die Spirallinie. Lockern und dehnen Sie Ihre Faszien zwischendurch immer mal, dann geht auch die Arbeit wieder leichter von der Hand!

- Stellen Sie sich seitlich neben die Wand und legen Sie die Hand mit ausgestrecktem Arm daran. Nun lehnen Sie sich ganz leicht mit dem ganzen Körper zur Wand hin. Setzen Sie Ihren Arm in verschiedenen Winkeln auf: nach oben gestreckt, horizontal, leicht gesenkt, etwas vor oder hinter dem Körper ... Spüren Sie jeweils in die Dehnung hinein. Dann Seitenwechsel.
- Lassen Sie im Stehen den Oberkörper mit ganz lockerem Nacken nach vorn herunterhängen.
- Rollen Sie Ihre Unterarme ganz langsam nacheinander auf Ihrer Wasserflasche oder einer Faszienrolle auf dem Schreibtisch hin und her.

DER VERLAUF DER SPIRALLINIE

Diese Faszienlinie windet sich symmetrisch um den Körper, wobei die beiden Bahnen einander kreuzen.

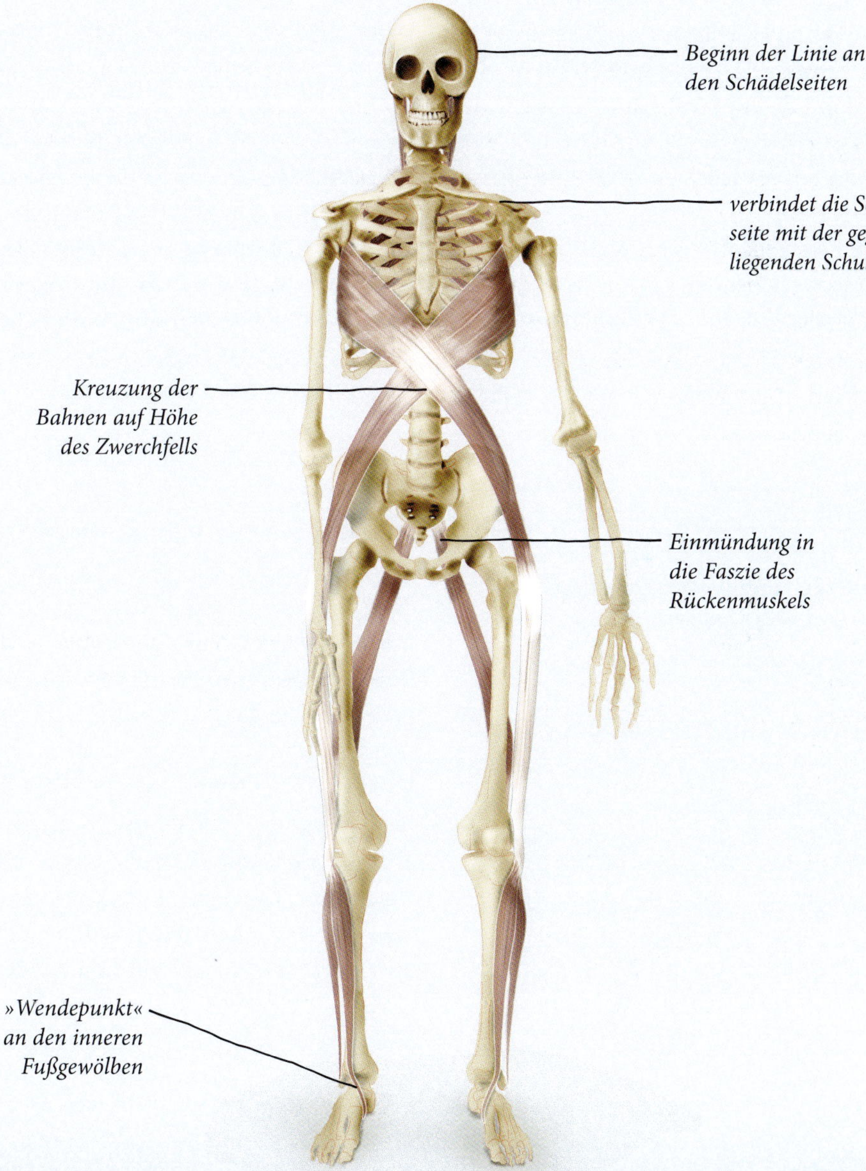

Die Armlinien

Die vier Armlinien weisen viel mehr sich kreuzende Verknüpfungen auf als die Beinlinien. Aus gutem Grund: Während die Beine vor allem für Stabilität stehen, sind Arme und Schultern auf Mobilität spezialisiert. Sie benötigen daher viel Bewegungsfreiheit, aber auch stabilisierende Anteile. Die Übungen ab Seite 96 trainieren die Armlinien.

Die oberflächliche frontale Armlinie

Diese Faszienlinie im Schulterbereich beginnt am kleinen Brustwinkel, verläuft über die Schlüsselbeine und die mittleren Rippen zwischen den beiden Muskeln des kleinen Brustmuskels sowie dem *musculus latissimus dorsi* (Großer Rückenmuskel) über die Brustwirbelsäule zum Becken. Dabei besitzt die oberflächliche frontale Armlinie viele Ursprungsstellen um den Rumpf herum.

INFO

FEHLHALTUNGEN

Das Eigengewicht der Arme und ihre Beweglichkeit geben den Armlinien in Hinsicht auf unsere Körperhaltung eine wichtige Rolle. So können Belastungen, die vom Ellbogen ausgehen, auch den unteren Rücken beeinflussen. Fehlhaltungen der Schultern können Nacken, Rippen und sogar die Atmung beeinträchtigen. Auch können sich Probleme in der Spirallinie oder oberflächlichen Frontallinie bis in die Armlinien übertragen.

Die tiefe frontale Armlinie

Diese Linie beginnt am kleinen Brustmuskel am vorderen Anteil der dritten, vierten und fünften Rippe. Hier bestehen wichtige Verbindungen zu Nerven, Blutgefäßen und Lymphgewebe. Die tiefe frontale Armlinie verläuft dann über den Bizeps, die Speiche und überquert das Handgelenk, bis sie schließlich am Daumenballen endet.

Die oberflächliche rückwärtige Armlinie

Sie verläuft von der Rückseite des Schädels nach unten bis zum zwölften Brustwirbel, dann in einer schwungvollen Linie über die Vorderseite der Schultern, weiter in die Rückseite der Arme bis zum Handrücken und an die Finger.

Die tiefe rückwärtige Armlinie

Ihr Beginn ist an den Dornfortsätzen der oberen Brustwirbelsäule und des siebten Halswirbels. Sie zieht dann an der Innenkante des Schulterblatts vorbei und von dort auf der einen Seite zur hinteren Kante des Schulterblatts, auf der anderen zum hinteren oberen Anteil des Oberarmkopfs.

DER VERLAUF DER VIER ARMLINIEN

Diese Faszienlinien geben in symmetrischer Anordnung dem Oberkörper Stabilität und Beweglichkeit.

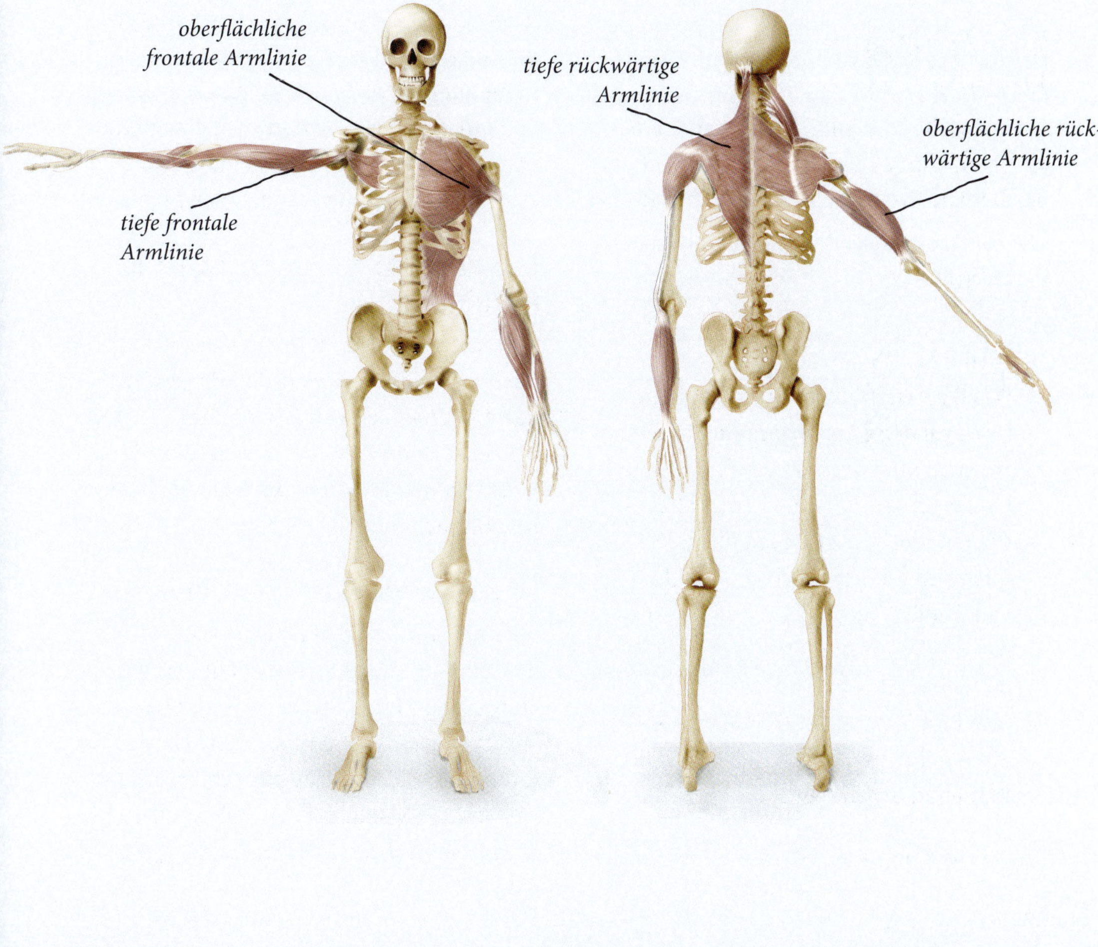

Die funktionellen Linien

Sie bestehen aus der funktionellen Rücken- und Frontallinie und bilden die Verlängerungen der Armlinien über die Oberflächen des Rumpfes hinweg zum jeweils gegenüberliegenden Becken und Bein. Sie können von oben nach unten und von unten nach oben wirken. Ihre Aufgabe liegt weniger in Körperhaltung und -stabilität, sie sind zuständig für komplexe Bewegungen. So sind sie zum Beispiel besonders gefordert, wenn man beim Sport einen Ball wirft oder sich im Alltag einseitig nach etwas streckt.

Zusammenspiel der Körperseiten

Die funktionellen Linien werden immer dann aktiv, wenn eine Körperseite bewegt und die Gegenseite stabilisiert, ausgeglichen oder angetrieben werden muss. Diese Zuglinien sind daher beim normalen Stehen weniger beteiligt. Sie sind sozusagen zu sehr an den ständigen aktiven Abläufen beteiligt, als dass sie den Körper auch in seiner Aufrichtung unterstützen könnten.

Dynamisch stabil

Am besten kann man diese Linien wohl als dynamische Stabilisatoren charakterisieren. Erst in der Aktivität, beispielsweise wenn wir auf einem Bein stehen, kommen sie besonders zum Einsatz. Beim ruhigen Stehen dagegen stabilisiert uns vor allem das Zusammenspiel aus oberflächlicher Rücken- und Frontallinie mit der Laterallinie. Ab Seite 102 finden Sie Übungen für diese Linien.

TIPP

TANZEN SIE MAL WIEDER!

Die überaus vielfältigen Tanzformen der Menschheit sind ein Symbol der facettenreichen emotionalen Ausdrucksfähigkeit des Körpers. Der ganze Körper mit allen seinen Muskeln und Faszien wird dabei in sehr vielfältiger Weise in Anspruch genommen. Besonders zu nennen ist hier der Tango Argentino, denn er hat weniger dehnende und ausladende Bewegungen, vielmehr werden Körperspannung, Bewegungswahrnehmung und Bewegungsausführung, vermittelt über Muskeln, Faszien und Matrix, dabei besonders gefordert. Gerade Drehbewegungen und gegenläufige Rotationen der Körperregionen benötigen – und trainieren – die funktionellen Linien. Übrigens: Studien haben ergeben, dass positive Lebenseinstellung, Zufriedenheit und Glücksgefühl beim Tangotanzen signifikant erhöht sind!

DER VERLAUF DER FUNKTIONELLEN LINIEN

Diese Faszienlinien verbinden rechts und links, vorn und hinten und sind von allen Faszienlinien am meisten auf Aktivität spezialisiert.

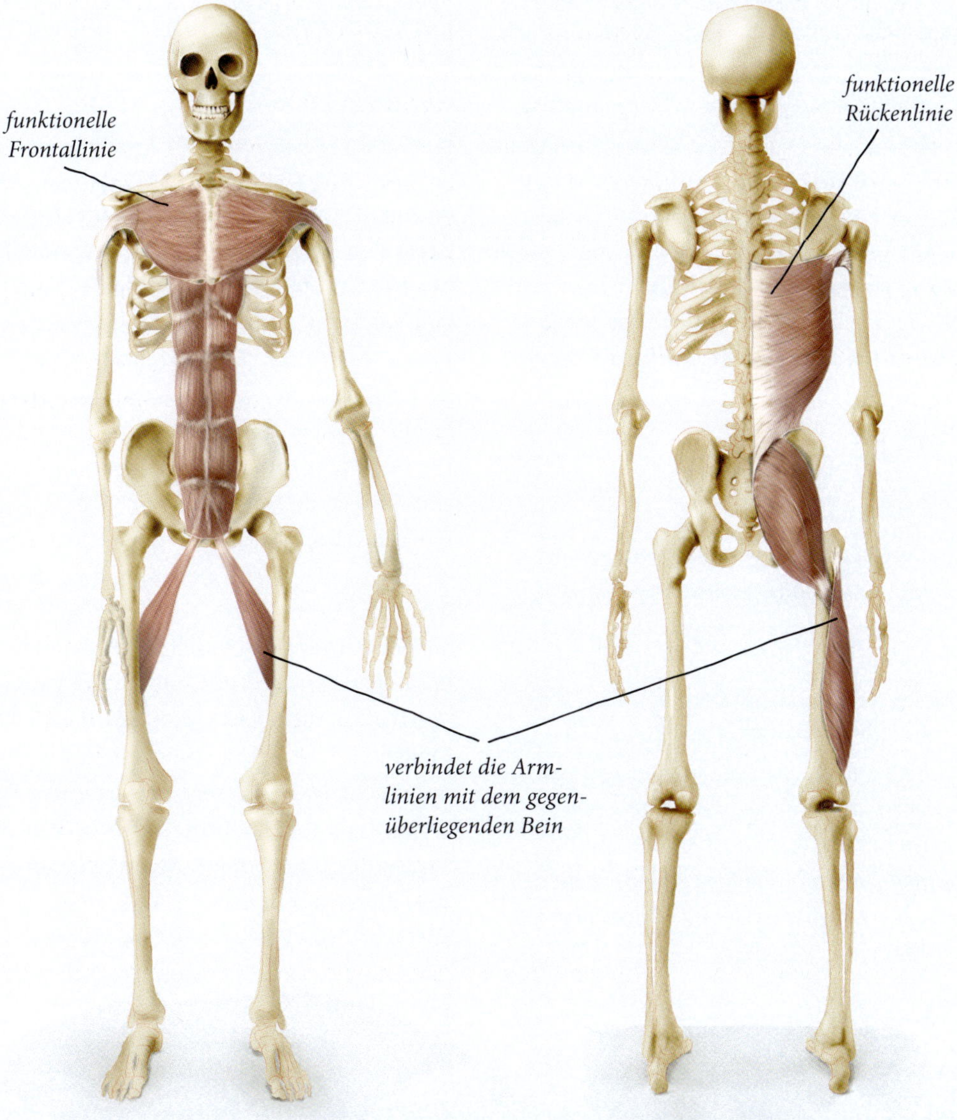

Die tiefe Frontallinie

Wie ihr Name schon sagt, zeichnet sich diese Faszienlinie durch ihren tiefen Verlauf im Körper aus. Sie beginnt an der Unterseite des Fußes und verläuft knapp hinter den Unterschenkelknochen und dem Knie nach oben zur Innenseite des Oberschenkels. Hier teilt sich die Linie auf: Der Hauptteil verläuft weiter zu den Hüftgelenken, dem Becken und der Lendenwirbelsäule, der andere Teil verläuft auf der Rückseite der Oberschenkel durch den Beckenboden nach oben, wo er sich im Lendenbereich wieder mit der Hauptlinie verbindet. Von hier ausgehend zieht die tiefe Frontallinie sich, das Zwerchfell mit einbeziehend, über verschiedene fächerförmig angeordnete Linien durch den Brustkorb nach oben fort, um schließlich an der Unterseite des Gesichts- und Gehirnschädels zu enden.

INFO

FOLGENREICH

Die Verbindung einzelner Organe mit Muskeln und Faszien kann Auswirkungen auf unser Bewegungs- und Haltungsverhalten haben. Wir können uns jetzt durch die Lage und Verläufe der tiefen Frontallinie vorstellen, dass sich beispielsweise eine Bewegungseinschränkung im Inneren unseres Brustkorbs auch nach unten übertragen kann, etwa in Richtung der Hüftgelenke, oder nach oben, in Richtung der Halswirbelsäule.

Verbindungen im Körperinneren

Im Unterschied zu den sechs zuvor beschriebenen Faszienlinien bildet die tiefe Frontallinie nicht nur reine Flächen, sondern im Inneren unseres Körpers auch große von ihr umgebene Räume. Daher hat sie außer den Verbindungen zu tief liegenden Muskelschichten, wie an den Beinen und den Verbindungen zu allen anderen sechs Linien, auch starke Verbindungen zum Beckenboden, zum Zwerchfell und zum Herz bis hin zum Kopfbereich.
Die tiefe Ausrichtung dieser Faszienlinie gibt uns bereits einen Eindruck über ihre Funktion. Diese reicht von der Tiefenstabilisierung an der Wirbelsäule über die innere Bewegung (zum Beispiel die Atmung) bis hin zur Feinregulation der Bewegung und Verbindungen zu allen weiteren Ketten.
Daher ist es nicht verwunderlich, dass Störungen in diesem System dauerhaft die physiologische Harmonie unserer gesamten Bewegung aus dem Lot bringen. Es kommt zu Spannungen im Körperinneren oder auch zu Haltungsdefiziten.
Übungen, mit denen Sie besonders die tiefe Frontallinie ansprechen können, finden Sie auf Seite 105.

DER VERLAUF DER TIEFEN FRONTALLINIE

Diese Faszienlinie stabilisiert uns in der Tiefe und ist auch eng mit unseren Organen verbunden.

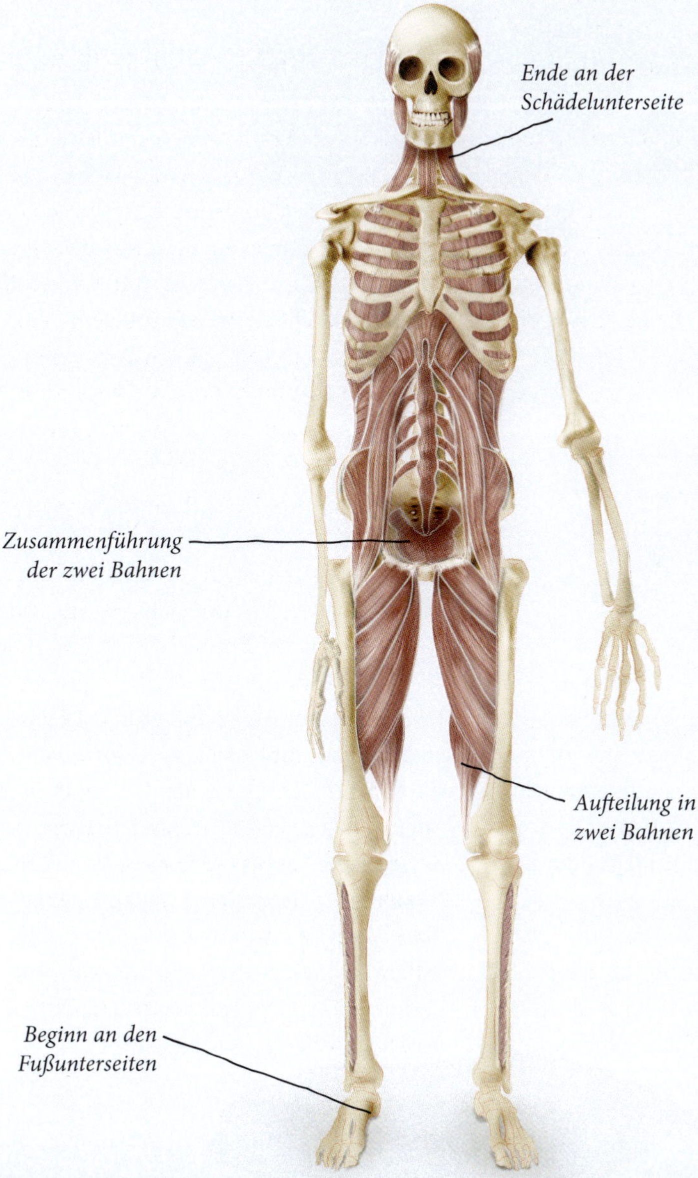

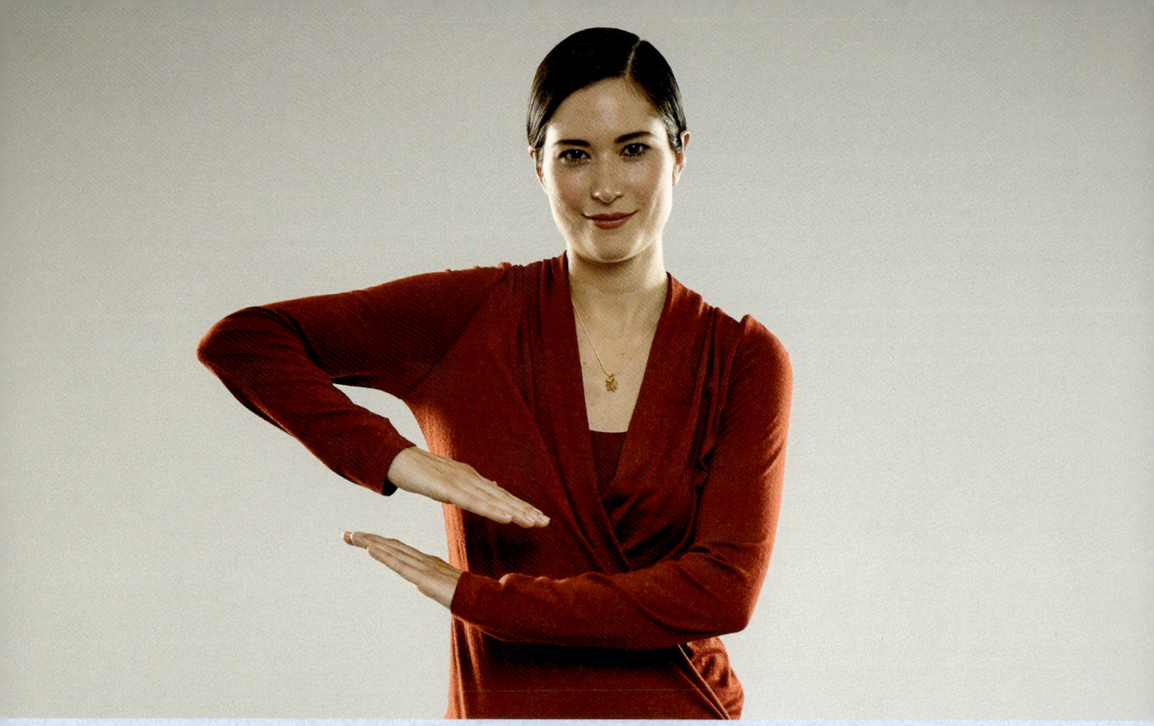

BEWEGUNGSKONZEPTE UND THERAPIEN

Neben dem regelmäßigen Training können Sie Ihre Faszien mit verschiedenen Methoden neu beleben. Dies sind zum einen aktive, entspannende Übungsformen wie Yoga, Qigong, Taiji, Pilates und Feldenkrais, des Weiteren Cantienica und Spiraldynamik, Buchtipps und Adressen ▸ **siehe Seite 120 f.**
Dass auch Physiotherapie und Massage Heilungsprozesse im Bindegewebe anschieben können, weiß man seit Jahrtausenden in allen klassischen Heiltraditionen. Viele der sogenannten sanften Therapieformen wie die ab Seite 52 vorgestellten erreichen mehr oder weniger gezielt die Faszien.
So gepflegte Faszien versorgen den Körper besser mit Nährstoffen, können auch besser Kraft aufnehmen und übertragen. Zugleich fühlen wir uns tiefenentspannt und vital und genießen ein ganz neues (oder lange vergessenes) gutes Körpergefühl.

Klassische Übungsformen aus Ost und West

Die folgenden bewährten Bewegungsformen helfen, Ihre Faszien gesund und lebendig zu erhalten. Es empfiehlt sich jeweils, die Methode zunächst in einem Kurs zu erlernen. Weiterführende Buchtipps ▸ **siehe Seite 120**.

Yoga

Durch das lange Halten der Positionen dieser altindischen Heilgymnastik werden blockierte Energiebahnen wieder frei, Muskeln und tiefer gelegenes Bindegewebe werden gedehnt. Das regt die Bindegewebszellen dazu an, altes Kollagen durch neues zu ersetzen. Der Körper wird besser durchblutet, mit Sauerstoff und Nährstoffen versorgt. Insbesondere bei Rückenschmerzen haben sich Yogaübungen (Asanas) bewährt. Das ruhige Üben entspannt, man tankt neue Energie und bekommt den Kopf wieder frei. Spezielles Faszien-Yoga ist eher passiv. Ideal sind Übungsfolgen aus dem Yin-Yoga. Fragen Sie Ihren Yogalehrer nach Infos!

Qigong

Die Arbeit mit der Lebensenergie beeinflusst die Faszien durch langsame Bewegungen, den Atem und geistige Vorstellungskraft. Neuere Faszienforschungen sprechen dafür, dass die in den Schriften der Traditionellen Chinesischen Medizin thematisierte universelle Lebensenergie Qi auf den Eigenschaften des Bindegewebes beruht ▸ **siehe Seite 34**. Qigong steigert die Eigenwahrnehmung und die Fähigkeit, gezielt zu entspannen. Es optimiert das Zusammenspiel im Körpernetzwerk. Vorstellungskraft, Achtsamkeit und Konzentrationsfähigkeit wachsen.

Taijijuan

Die ganz langsam und bewusst ausgeführten Heilübungen, auch Schattenboxen genannt, verleihen »den inneren Frieden eines Weisen, die körperliche Robustheit eines Holzfällers und die Gelenkigkeit eines Kindes«.

INFO

DIE KUNST DER SHAOLIN

Die Kampfkünstler des Shaolin-Klosters in China demonstrieren in Vorführungen ihre schier übermenschlichen Künste. So sind sie etwa in der Lage, Stöße und Schläge mit Eisenstangen unbeschadet zu überstehen. Eine Erklärung hierfür ist, dass sie fähig sind, Qi zu sammeln und in einem Ort zu fokussieren. Man vermutet, dass die Kampfkünstler gelernt haben, über die Konzentration das vegetative Nervensystem anzusprechen und das fasziale Gewebe so zu spannen, dass ihr Bindegewebe in einen sehr festen, widerstandsfähigen Zustand kommt.

Das Besondere an den Übungen ist, dass auf jede Bewegung eine Gegenbewegung folgt: Auf Heben folgt Senken, auf vorwärts folgt rückwärts, auf eine schließende Bewegung eine öffnende … im fließenden Wechsel.

Pilates

Was der Erfinder dieses Trainings, Joseph Pilates, schon in den 1920er-Jahren wusste, ist heute wissenschaftlich untermauert. Mit dem Ansprechen langer Muskelketten, den federnden Impulsen und dehnenden Bewegungen lassen sich die Faszien besonders wirkungsvoll beeinflussen, da besonders die Mechanorezeptoren stark stimuliert werden ▸ **siehe Seite 14 und 29**. Die recht anstrengenden Übungen, bei denen die Anspannung der tiefen Rumpfmuskulatur zentral ist, wurden ursprünglich für Tänzer entwickelt. Sie trainieren Koordination, Haltung und damit das Fasziengewebe als Gesamtheit.

Feldenkrais

Die nach ihrem Erfinder, dem Physiker und Judolehrer Moshé Feldenkrais (1904–1984), benannte sanfte Bewegungstherapie hat zum Motto: »Bewusstheit durch Bewegung«. Der Übende lernt, eingeschliffene Bewegungsmuster und hinderliche Vorstellungen vom eigenen Körper abzulegen, und entdeckt neue Bewegungsmöglichkeiten durch eine neue Vernetzung von rechts und links, oben und unten. Für das Erlernen der Methode ist ein erfahrener Anleiter unabdingbar.

Bewährte Behandlungskonzepte

Die professionellen Therapien, die den Faszien zugutekommen, haben sehr unterschiedliche Ansätze. Einige Verfahren arbeiten besonders mit Lösung und Lockerung der Faszienstrukturen. Diese Therapien fühlen sich nicht immer sanft an, da das Lösen einen gewissen Krafteinsatz erfordert. Andere arbeiten mit sehr fein dosierten Reizen und Kräften, bei denen sich die Patienten fragen, ob überhaupt etwas passiert. Rhythmisierende Therapieformen schließlich arbeiten gemäß dem Tensegrity-Prinzip mit Schwingungen ▸ **siehe Seite 13**.
Weiterführende Buchtipps ▸ **siehe Seite 120**.

Osteopathie

Dieses Konzept entwickelte Dr. Andrew Taylor Still (1828–1917), ein US-amerikanischer Arzt. Osteopathie (griech. *ostéon* = Knochen) spielt auf die Tradition der »Knocheneinrenker« an, von denen sich die Osteopathie aber durch die besondere Wertschätzung von Weichteilstrukturen unterschied. Nicht die Fehlstellung der Knochen als solche verursacht Still zufolge die körperlichen Probleme, sondern die durch sie komprimierten Weichteilstrukturen, darunter die Faszien und Nerven. Das osteopathische Denkmodell betrachtet als möglichen Schmerzauslöser einen Mobilitätsverlust einer bestimmten Gewebestruktur in einem der folgenden drei Systeme.

- **Das parietale System** beschreibt den Halte- und Stützapparat mit Kapseln, Bändern und faszialen Verbindungen.
- **Das viszerale System** umfasst die Organe im Brustraum, Bauch und Becken mit anhängigen Gefäßen, der Lymphe, der Nerven und der Faszien.
- **Das craniosacrale System** bezieht den Schädel mit seinen Schädelnähten, den Rückenmarkhäuten und Membranen, das Kreuzbein und den Rückenmarkskanal mit seinen faszialen Umhüllungen ein.

Der Begriff des Gelenkes erfährt in der Osteopathie eine erweiterte Bedeutung: Jeder Gewebeverbund bildet mit seinen Nachbargeweben eine Art Gelenk, das ungestörte Mobilität durch äußere Bewegungen, durch Atmung, Pulsationen, rhythmische Eigenbeweglichkeit von Zellen und Zellverbänden sicherstellen soll. Die Zahl der osteopathischen Techniken ist groß und ihre Ausführung ist höchst unterschiedlich. Die Techniken reichen von sehr sanften Berührungen (feine Vibrationen) über starke, kräftig lösende Schwingungen bis hin zum Einrenken.

Massage

Beim »Handanlegen« werden die Haut, das Bindegewebe und die Muskulatur auf mechanische Art mit den Händen vor allem gedehnt, gedrückt und auseinandergezogen. In der klassischen Massage gibt es prinzipiell fünf verschiedene Griffe, deren Abfolge die eigentliche Massagebehandlung bildet:

- **Effleurage:** Bei dieser sanftesten unter den Massagetechniken wird die Haut behutsam ausgestrichen.
- **Petrissage:** Haut, Unterhautgewebe und Muskeln werden geknetet und gewalkt.
- **Friktion:** Die Haut und darunterliegende Strukturen werden mit kreisenden Bewegungen gerieben.
- **Tapotement:** Hierbei werden die zu massierenden Bereiche mit den Händen beklopft. Je nach Körperbereich unterscheidet man verschiedene Tapotement-Arten, etwa Hacking und Cupping.
- **Vibration:** Hierbei versetzt man den zu massierenden Bereich in schnelle, kleine Schwingungen.

Alle Massagegriffe dienen in erster Linie zur Lockerung von Muskulatur und Bindegewebe. Eine besondere Form ist die intensive Fingerdruckmassage der Knochenhaut (Periost), die Fibromyalgie, Rückenschmerzen und Arthrosebeschwerden lindern und innere Organe reflektorisch beeinflussen kann.

Rolfing

Die nach der US-amerikanischen Biochemikerin Dr. Ida P. Rolf (1892–1979), einer der Pionierinnen der Faszienforschung, benannte Methode bearbeitet verhärtete und verklebte Faszienstrukturen über den Druck von Fingerkuppen, Fingerknöcheln, Handrücken und Ellbogen. Der gesamte Körper wird in Abschnitten behandelt, in der Regel in zehn aufeinander aufbauenden Therapie-

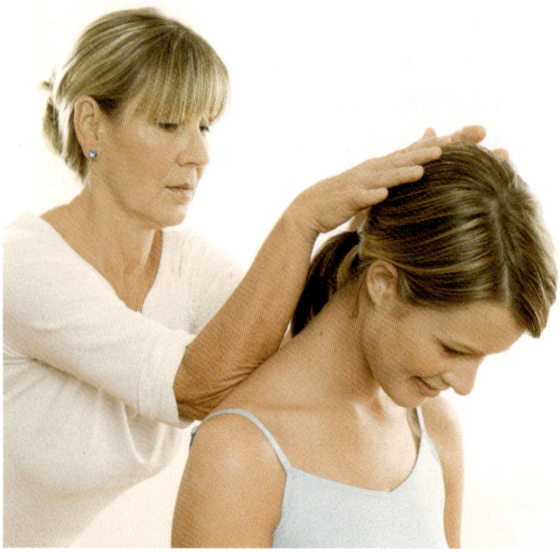

Beim Rolfing wird sanft Hand angelegt, um den Körper nach und nach ideal auszurichten.

sitzungen. Ida Rolf nannte diese Technik »strukturelle Integration«. Ihre Vorstellung bestand darin, die Elastizität der Faszien wiederherzustellen und den Körper so der idealen senkrechten Linie zuzuführen.
Die heutige Faszienforschung bestätigt mit den neuen wissenschaftlichen Erkenntnissen viele von Dr. Rolfs Vorstellungen von der Funktionsweise der Faszien im Körper. Ein bekannter Vertreter des angewandten Rolfing ist der deutsche Faszienforscher Dr. Robert Schleip. Der Rolfing-Therapeut arbeitet zusammen mit anderen Wissenschaftlern und Therapeuten in einem weltweiten Netzwerk an der Erforschung des Bindegewebes ▸ **siehe Buchtipps Seite 120.**

Akupressur

Die auch für die Selbstbehandlung ideal geeignete Akupressur beruht auf dem Verständnis der Traditionellen Chinesischen Medizin vom Energiefluss des Qi im Körper ▸ **siehe Seite 34.** Durch Fingerdruck auf Akupunkturpunkte werden feine »elektrische« Signale durch das Netzwerk der Faszien geschickt, die Blockaden und Schmerzen auflösen können. Weitere Formen sind die Akupunktur mit feinen Nadeln und Moxa, das schmerzfreie Erwärmen der Punkte mit Kräuterzigaretten. Beide kann nur ein erfahrener Therapeut durchführen.

Matrix-Rhythmustherapie

Der deutsche Arzt und Grundlagenforscher Dr. Ulrich Randoll entwickelte die Matrix-Rhythmustherapie in den 1990er-Jahren an der Universität Erlangen, auf der Basis der Erkenntnisse über das Bindegewebe. Die Therapie arbeitet mit der Eigenschwingung des Körpers. Bei der Behandlung führt der Therapeut einen neuartigen Schwingungskopf, der die Eigenfrequenz der Gewebe von 8 bis 12 Hertz abbildet, über das Muskel- und Fasziengewebe, wodurch auch in der Tiefe verhärtete, verkürzte, unelastisch gewordene Bereiche gelockert werden. Die genau abgestimmten Vibrationen normalisieren Stoffwechselprozesse und Durchblutung, der venöse und lymphatische Stoffabtransport werden reaktiviert und die Sauerstoffversorgung der Gewebe wird verbessert.

Cyriax

Diese Methode der sogenannten Querfriktion geht auf den englischen Arzt Dr. James Cyriax (1904–1985) zurück. Das spezielle physiotherapeutische Verfahren setzt an Muskeln und Sehnen an. Deren Fasern werden dabei quer zur Verlaufsrichtung mit einer oder zwei Fingerkuppen gerieben. Der Therapie geht meist eine Wärmebehandlung wie zum Beispiel eine Fangoanwendung voraus, um das Gewebe vorab zu lockern.
Die Therapie dient der lokalen Mobilisation und Schmerzlinderung. Zudem wird die lokale Durchblutung angeregt und Verhärtungen werden aufgelöst.
Indem er die Mechanorezeptoren (▸ **siehe Seite 14 und 29**) anregt, kann der Therapeut die Schmerzen zum Abklingen bringen, Verklebungen lösen und die vermehrte Bildung der für die Faszien so wichtigen längs verlaufenden Fasern anregen ▸ **siehe Seite 14.**

Faszien-Distorsions-Modell (FDM) nach Typaldos

Auch diese Behandlungsmethode hat ihre Ursprünge in der Osteopathie ▸ **siehe Seite 52 f.** Entwickelt wurde sie in den 1990er-Jahren von dem US-amerikanischen Osteopathen Dr. Stephan Typaldos (*1957). Sein Faszien-Distorsions-Modell (lat. *distorsio* = Verdrehung, Verrenkung) geht von sechs verschiedenen möglichen Arten der Fasziendistorsion aus und wird bei Schmerzen der Muskeln, Gelenke und Sehnen eingesetzt. Das FDM-Diagnosekonzept stellt die Eigenwahrnehmung (Propriozeption ▸ **siehe Seite 15**) in den Mittelpunkt und bezieht bei der Anamnese besonders die Körpersprache des Patienten mit ein. Auf dieser Grundlage plant der Therapeut dann seine Behandlung. Diese besteht aus speziellen Handgriffen, mit denen der Therapeut die unterschiedlichen Distorsionen löst.

WICHTIG

AKTIVITÄT GEHT VOR!
Die hier vorgestellten Therapien können gerade zu Beginn Ihres Faszientrainings hilfreich und lockernd sein oder Ihnen weiterhelfen, wenn Beschwerden auftreten, etwa durch eine ungleichmäßige Belastung. Sie ersetzen aber nicht das regelmäßige Training mit speziellen Faszienübungen, wie sie in diesem Buch gezeigt werden. Diese schulen nicht nur in besonderem Maß die Eigenwahrnehmung, sondern schließen die für gesunde Faszien so wichtigen Beuge- und Streckbewegungen, Drehungen und das Arbeiten gegen die Schwerkraft ein. Ihr regelmäßiges Faszientraining schult die Koordination und eine aufrechte, stabile Körperhaltung, die zugleich geschmeidig ist.

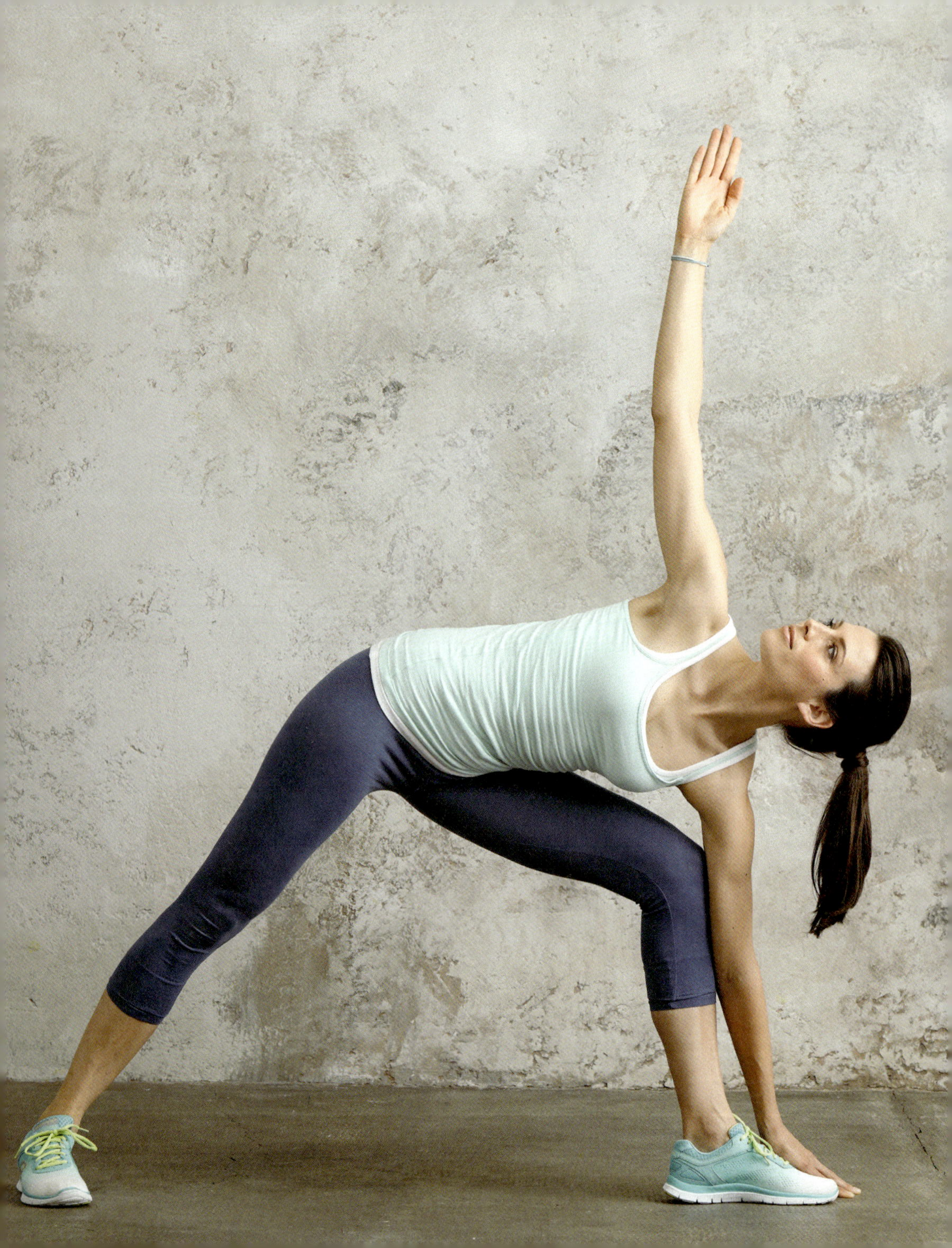

FASZIENTRAINING

IN DIESEM KAPITEL FINDEN SIE EINEN FASZIENTEST, DIE BESTEN ÜBUNGEN SOWIE ÜBUNGSPROGRAMME, UM IHRE FASZIEN LEBENDIG UND GESUND ZU ERHALTEN. WIR WÜNSCHEN FROHES UND ENTSPANNTES ÜBEN!

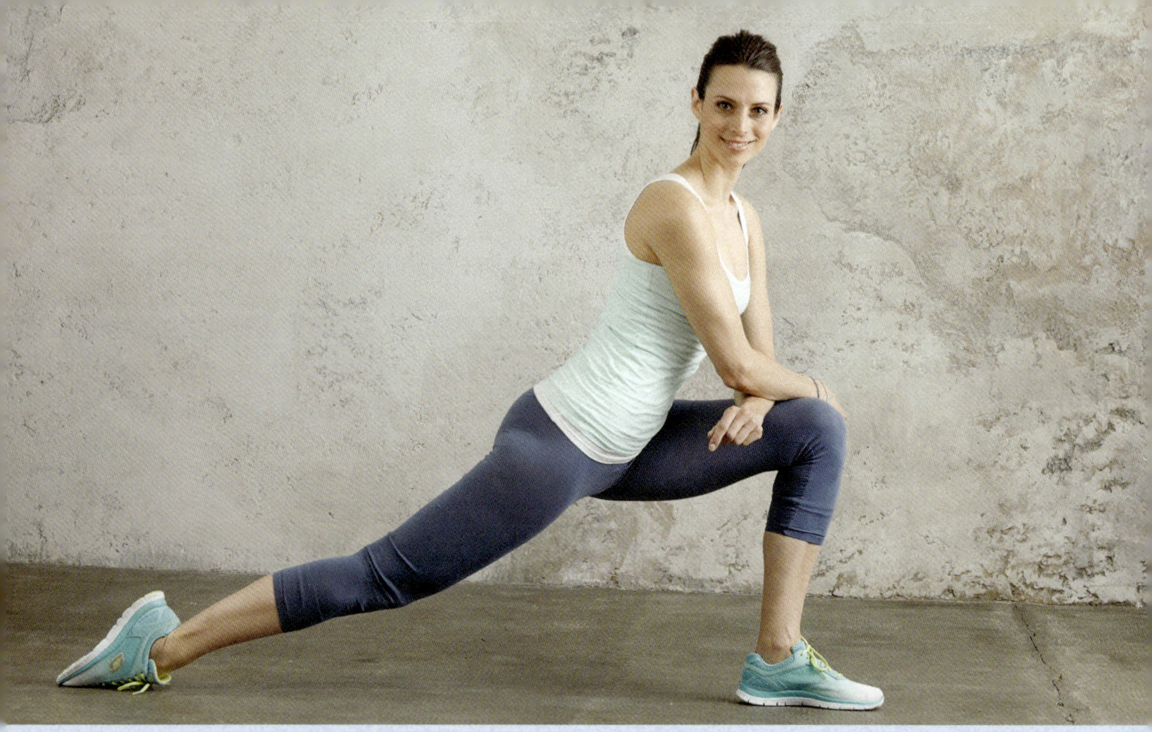

TESTEN SIE IHRE FASZIENLINIEN

Mit den Übungen auf den folgenden Seiten können Sie schnell feststellen, welche der Faszienlinien Sie zuerst effektiv trainieren sollten ▸ **siehe ab Seite 74**. Dazu brauchen Sie nur eine weiche Unterlage (Yoga- oder Trainingsmatte), Aufmerksamkeit für Ihren Körper und ein paar Minuten Zeit.
Die sieben großen Faszienbahnen haben Sie ab Seite 36 kennengelernt und haben vielleicht schon intuitiv festgestellt, welche Bahn oder Bahnen besonders Ihre Aufmerksamkeit brauchen. Der nachfolgende Faszien-Selbsttest gibt Ihnen nun die Möglichkeit zu einer objektiveren Einschätzung, die Sie am Ende mit Ihrer eigenen subjektiven vergleichen können. Mit dem Test gehen Sie einfach Schritt für Schritt alle sieben Faszienbahnen durch. So können Sie individuell den Zustand Ihrer Faszien ermitteln und entsprechende Übungen auswählen.

Da unsere Faszienbahnen nicht isoliert funktionieren, ist es sehr wahrscheinlich und ganz natürlich, dass Sie anschließend mehrere Bahnen »auf Ihrem Zettel haben«. Machen Sie sich Notizen zu Ihren Testergebnissen, mehr dazu lesen Sie bei der Testauswertung in der hinteren Umschlagklappe.

So testen Sie richtig

Führen Sie alle Tests in Ruhe und langsam durch. So können Sie genau spüren, welche Bahn mehr Spannung aufbaut und welche nicht. Nehmen Sie sich daher genügend Zeit (Sie brauchen rund 30 Minuten) und sorgen Sie dafür, dass Sie ungestört sind.
Lüften Sie den Raum gut durch und achten Sie auf eine angenehme, nicht zu warme Raumtemperatur. Tragen Sie bequeme Kleidung, etwa Leggins und T-Shirt, sowie leichte, flache (Turn-)Schuhe. Legen Sie Ihre Trainingsmatte bereit.

Seien Sie aufmerksam für die Signale Ihres Körpers

Beurteilen Sie jede getestete Faszienbahn beidseitig. Gehen Sie locker an die verschiedenen Übungen heran. Lesen Sie sich anfangs die Bewegungsabläufe bei jeder Übung gut durch, führen Sie anschließend die Übung aus und achten Sie auf eventuell entstehende Spannungsgefühle. Versuchen Sie diese anfangs allgemein zu beurteilen und dann differenzierter – je nachdem, wie es sich links und rechts anfühlt. Nach jedem Test machen Sie eine Pause, die Sie für Notizen nutzen, siehe Testauswertung in der hinteren Umschlagklappe. So können Sie abschließend beurteilen, welche Faszienlinien Ihnen aktuell am ehesten Probleme bereiten und wo Sie derzeit Ihre Trainingsschwerpunkte setzen möchten ▸ **siehe Seite 75 f.** Die Bahn, bei der Sie die größten Beschwerden oder Einschränkungen spüren, sollte den Anfang Ihres Trainings bilden.

TIPP

FEINFÜHLIG TESTEN

Der Test der einzelnen Faszienlinien bedarf Ihrer vollen Aufmerksamkeit. Da die Faszien von der Oberfläche bis in die Tiefe verlaufen, können sich Probleme in den Faszien als lokale oder flächige Schmerzen bemerkbar machen, aber auch als reine Spannungen oder Verkürzungen. Richten Sie während des Tests Ihre Aufmerksamkeit nicht nur auf gut wahrnehmbare Spannungen und Beschwerden, sondern versuchen Sie auch kleinere Signale und Störfelder Ihres Körpers wahrzunehmen und notieren Sie diese ebenfalls. So können Sie gezielter üben und die ersten Erfolge Ihres Faszientrainings genauer wahrnehmen.

TEST DER OBERFLÄCHLICHEN RÜCKENLINIE

Testen Sie Ihre Rückenlinie (Seite 36 f.) und vergleichen Sie dabei auch Ihre linke und rechte Körperseite.

PÄCKCHEN

Test der unteren Rückenfaszie

- In Rückenlage umfassen Sie Ihre angebeugten Knie mit beiden Händen und ziehen sie langsam zum Brustbein. 1
- Wie stark empfinden Sie die Spannung in Ihrer unteren Rückenhälfte bis etwa in die Brustwirbelsäule?
- Versuchen Sie nun, abwechselnd ganz leicht das linke und das rechte Knie etwas stärker an das Brustbein zu ziehen und erneut jeweils die Spannung zu beurteilen.

PÄCKCHEN MIT BEINEN IN DER LUFT

Test der hinteren Beinkette

- Ausgangsposition siehe links. Nehmen Sie nun die Beine hoch und winkeln Sie die Knie dabei im 90-Grad-Winkel an.
- Umfassen Sie Ihre Oberschenkel und strecken Sie langsam beide Beine, bis die Fußsohlen zur Decke zeigen. Sollte Ihnen dies Probleme bereiten, gehen Sie nur so weit, bis sich Spannung aufbaut. 2
- Beurteilen Sie die Spannung im linken und im rechten Bein.

1

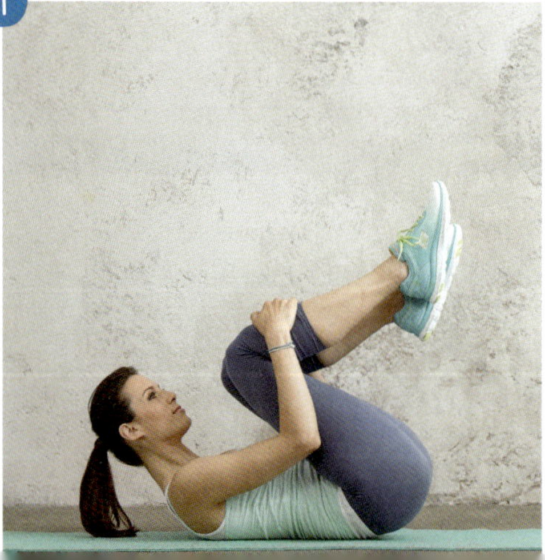

2

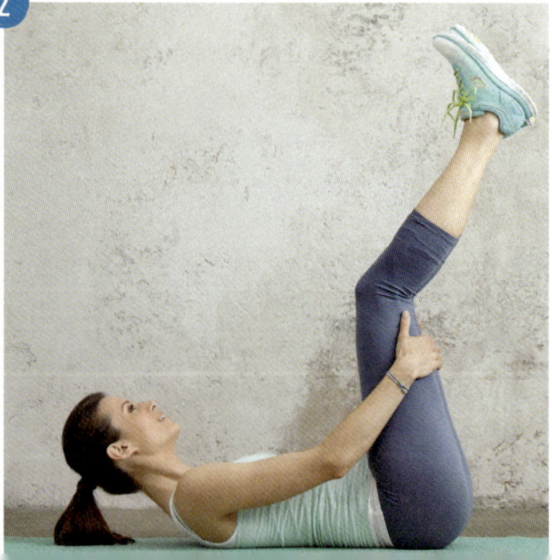

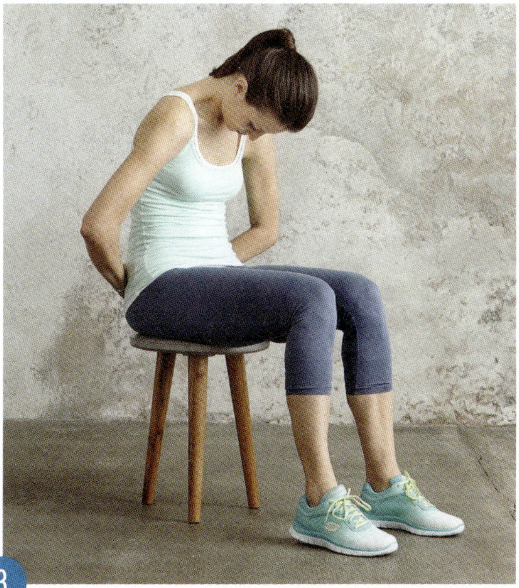

3

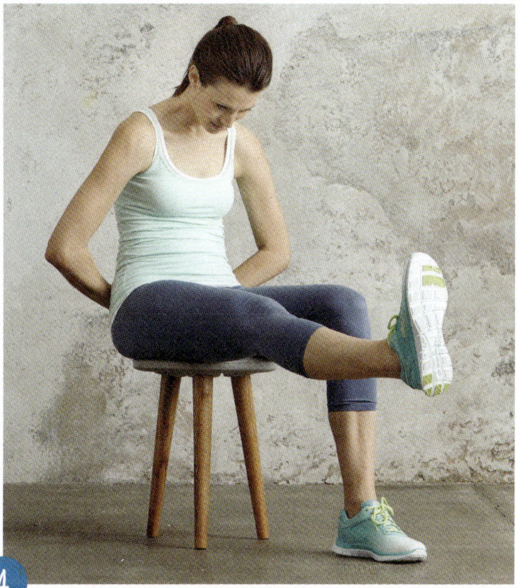

4

SCHILDKRÖTE

Test der Halsfaszie im Vergleich zur Lenden- und Oberschenkelrückseitenfaszie

- Setzen Sie sich bequem auf einen Stuhl oder einen Hocker, die Knie sind im 90-Grad-Winkel gebeugt.
- Verschränken Sie Ihre Hände nun auf dem Rücken, um sich in der Lendenwirbelsäule zu stabilisieren.
- Beugen Sie sich langsam nach vorn und rollen Sie dabei Ihren Oberkörper ein. Beziehen Sie auch den Kopf in die Bewegung mit ein. 3
- Dann strecken Sie zuerst das rechte Knie durch und ziehen dabei die Fußspitze an. 4 Wiederholen Sie die Bewegung mit dem linken Bein. Beurteilen Sie im rechten und im linken Bein die Spannung auf der Rückseite der Oberschenkel.
- Bleiben Sie in der maximal möglichen Spannung des gestreckten linken Knies und bringen Sie gleichzeitig den Nacken wieder nach oben in die Streckung. Der Oberkörper bleibt dabei eingerollt. Beurteilen Sie, ob sich die Spannung dabei mehr über den Nacken aufbaut oder über die Oberschenkelrückseiten.
- Beurteilen Sie auch, ob sich die Spannung beim Anheben des Kopfes etwas löst.
- Wiederholen Sie dies nun mit dem anderen Bein und beurteilen Sie wieder den Spannungsaufbau.
- Setzen Sie das Bein ab, kommen Sie zurück in den aufrechten Sitz.

TEST DER OBERFLÄCHLICHEN FRONTALLINIE

Die Testübungen zeigen eventuelle Probleme in diesen wichtigen großen Faszienbahnen (Seite 38 f.).

1

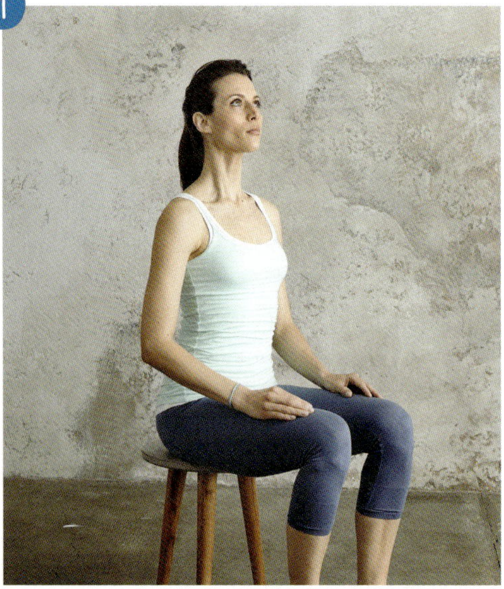

2

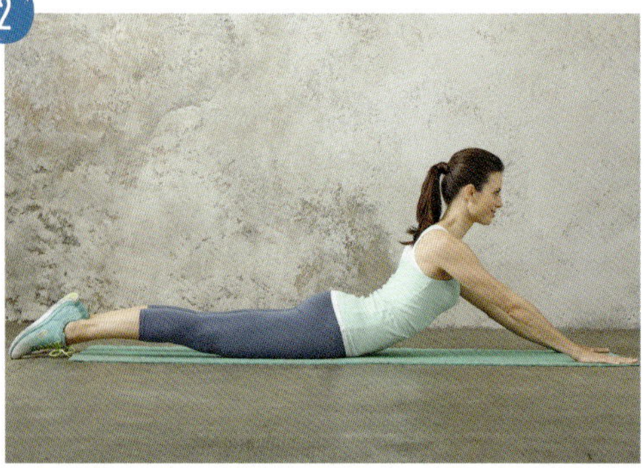

RÜCKNEIGUNG

Test der Vorderseite der Halsfaszie

- Setzen Sie sich entspannt auf einen Stuhl oder Hocker. Der Oberkörper ist aufgerichtet, der Kopf ist gerade, die Halswirbelsäule bildet eine Linie mit dem Rücken.
- Bringen Sie nun ganz langsam den Kopf etwas nach hinten. Schieben Sie zugleich das Kinn ein wenig Richtung Decke. 1
- Beurteilen Sie bei dieser Bewegung die Spannung der vorderen Faszienlinie. Sie kann sich vom Kinn über den Kehlkopf bis zum Brustbein aufbauen.
- Kommen Sie zurück in den geraden Sitz.

COBRA

Test der Bauchfaszie

- Legen Sie sich auf den Bauch. Strecken Sie beide Arme nach vorn. Die Handflächen zeigen dabei zum Boden, die Beine bleiben ganz locker und entspannt.
- Versuchen Sie nun den Oberkörper über die gestreckten Arme langsam nach oben mitzunehmen. Der Beckenkamm bleibt auf dem Boden. Heben Sie den Oberkörper nicht zu weit ab, damit Sie die Lendenwirbelsäule nicht strapazieren. 2

- Beurteilen Sie die Spannung, die sich während dieses Streckvorgangs eventuell über dem Bauchbereich aufbaut.
- Sie können dies noch mit der Atmung verstärken, indem Sie tief ein- und ausatmen. So spüren Sie, ob sich noch mehr Spannung in der Bauchfaszie aufbaut.

SCHRITTSTELLUNG

Test der Oberschenkelvorderseite mit Anteil der unteren Bauchmuskulatur, der Unterschenkel und Fußrücken

- Stellen Sie sich aufrecht hin und machen Sie mit dem rechten Bein einen großen Ausfallschritt nach hinten. Das Knie des vorderen Beins ist dabei etwa in einem 90-Grad-Winkel gebeugt. Stützen Sie sich mit den Händen auf dem angebeugten Bein ab und bringen Sie das andere Bein in eine maximale Streckung bis in die Fußspitze. (3)
- Versuchen Sie jetzt langsam, den Beckenkamm bei gerade bleibendem Oberkörper nach unten zu drücken und so eine maximale Spannung im Unterbauch sowie der Oberschenkelvorderseite bis nach unten in den Fußrücken aufzubauen. (4)
- Beurteilen Sie die Spannung und wechseln Sie dann die Seite.

TIPP

FÜR DIE KLEINE PAUSE

Die Testübungen eignen sich auch für zwischendurch, etwa an einem stressigen Arbeitstag, nach dem Tragen von Wasserkästen, auf einer Wanderung ... Machen Sie einfach nach Bedarf ein, zwei Übungen und genießen Sie die angenehme Dehnung.

3

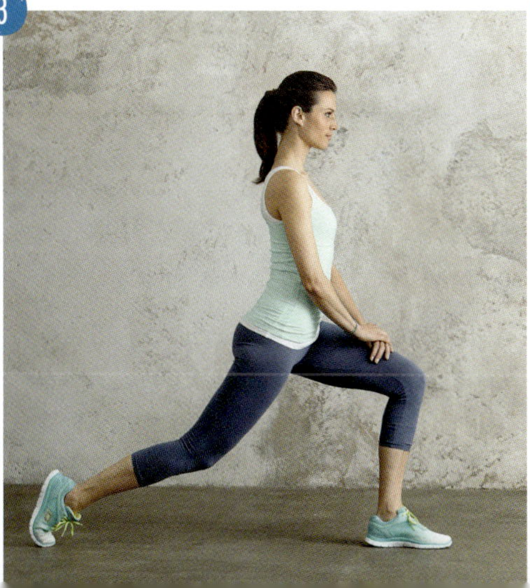

4

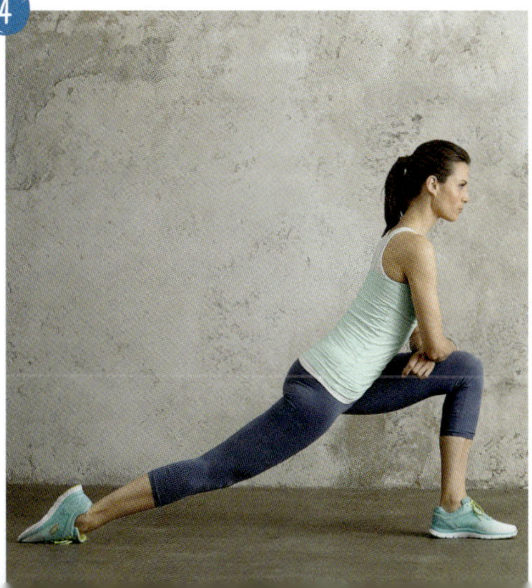

TEST DER LATERALLINIE

Spüren Sie eventuelle Beeinträchtigungen Ihres »Körperrahmens« (Seite 40 f.) auf.

HALBMOND

Test der Faszien von Becken bis Nacken

- Legen Sie sich auf Ihrer Trainingsmatte auf den Rücken. Legen Sie nun den linken Arm nach oben und winkeln Sie dabei den Ellbogen etwa in einem 90-Grad-Winkel an. Bauen Sie jetzt die Dehnung auf, indem Sie Ihren Oberkörper langsam zur rechten Seite neigen.
- Halten Sie die Spannung und bringen Sie nun die Beine langsam nach rechts, sodass Sie bogenförmig liegen. Dabei kommt es eventuell zu einer Spannung zwischen Beckenkamm und Rippenbereich. (1)
- Versuchen Sie nun das linke Bein über das rechte zu heben und den Bogen noch stärker zu betonen. Gleichzeitig können Sie auch den gebeugten Arm etwas mehr nach links schieben, um eine maximale Spannung zu erreichen. (2)
- Beurteilen Sie aufmerksam spürend, ob die seitliche Spannung eher vom oberen Anteil der Arme, vom Beckenkamm beziehungsweise der seitlichen Bauchfaszienmuskulatur oder von der seitlichen Oberschenkelmuskulatur herrührt.
- Wiederholen Sie das Ganze nun zur anderen Seite.

1

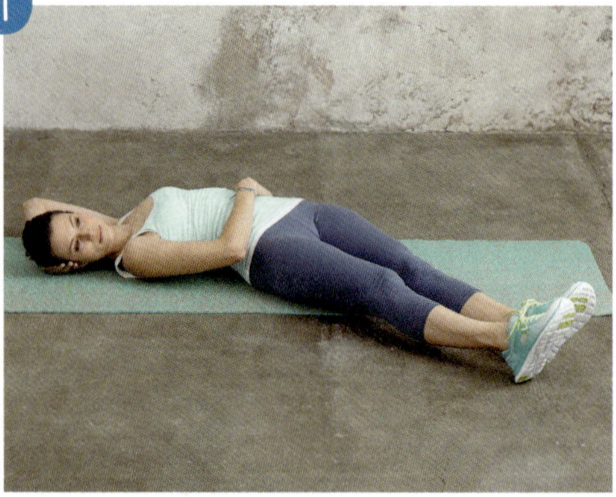

2

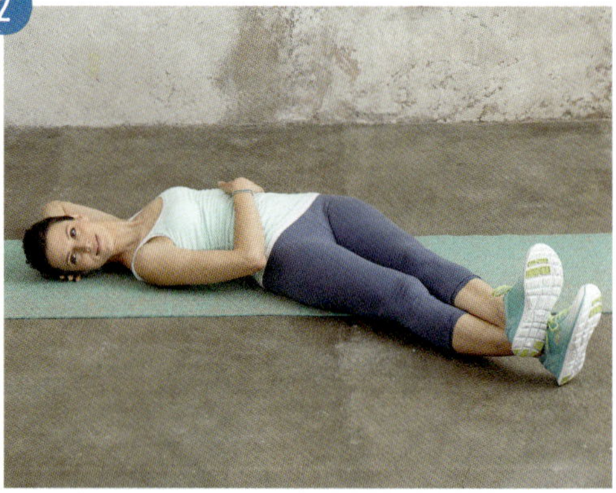

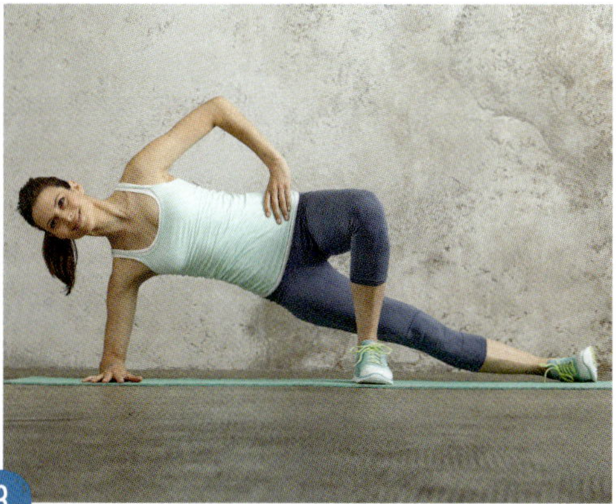

3

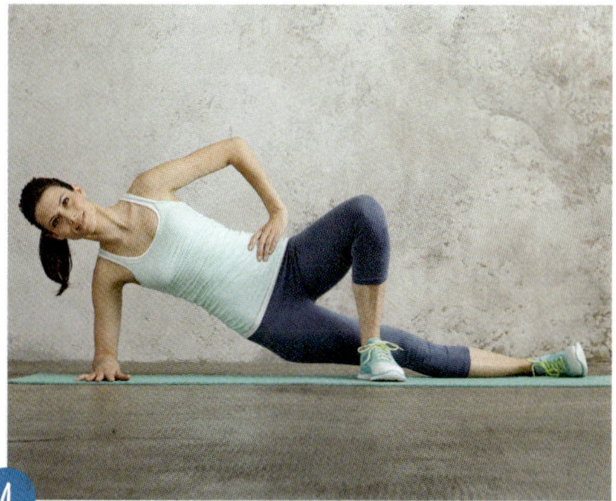

4

DEN BOGEN SPANNEN

Test der Faszien von den Hüften bis zu den Sprunggelenken

- Legen Sie sich auf Ihrer Trainingsmatte auf die rechte Seite.
- Stützen Sie sich dann auf dem rechten Unterarm auf, die Fingerspitzen zeigen nach vorn. Achten Sie darauf, dass sich der Ellbogen dabei möglichst senkrecht unter der Schulter befindet. Die andere Hand legen Sie an die Taille.
- Bringen Sie nun das linke Bein nach vorn über das rechte. Dazu beugen Sie das linke Knie an und setzen den Fuß etwa auf Höhe des anderen Knies auf den Boden.
- Ihre linke Fußspitze zeigt jetzt ebenfalls nach vorn.
- Stützen Sie sich nun so weit nach oben, wie es geht, sodass das rechte Knie maximal nach oben gestreckt ist. Den linken Arm können Sie nach vorn nehmen, um die Haltung zu stabilisieren. 3
- Aus dieser Position heraus versuchen Sie jetzt Ihren rechten Oberschenkel beziehungsweise die Hüfte langsam abzusenken, um einen Bogen in der rechten Seite zu erreichen.
- Zusätzlich können Sie noch versuchen, den Oberkörper stärker nach links zu neigen, um dann auch die rechte Seite bogenförmig aufzudehnen. 4
- Beurteilen Sie aufmerksam spürend, wo die Spannung herrührt. Testen Sie nun auch die andere Seite.

TEST DER SPIRALLINIE

Ermitteln Sie, ob diese für Stabilität und Beweglichkeit so wichtige Linie (Seite 42 f.) beeinträchtigt ist.

DREIECK 1

Test der oberen Spirallinie

- Gehen Sie aus dem aufrechten Stand in eine tiefe Schrittstellung mit dem linken Bein nach vorn und dem rechten Bein nach hinten. Der hintere Fuß steht dabei nur auf den Zehenspitzen.
- Neigen Sie jetzt Ihren Oberkörper langsam nach vorn und führen Sie den linken Arm zum linken Fuß. Legen Sie die Handfläche an der Außenseite des linken Fußes flach auf dem Boden ab. Der linke Ellbogen ist durchgestreckt. (1)
- Drehen Sie sich jetzt mit ausgestrecktem rechten Arm so weit nach oben auf, dass die rechte Seite Ihres Oberkörpers zur Decke zeigt. Der linke Arm bildet mit dem rechten eine gerade Linie.
- Wenden Sie den Kopf dann zum rechten Arm nach oben, sodass eine Dehnung in der Spirallinie erfolgen kann. (2)
- Beurteilen Sie die Dehnung in der Flanke aufmerksam spürend.
- Nun kommen Sie zurück in den aufrechten Stand und wiederholen die Übung zur anderen Seite.

1

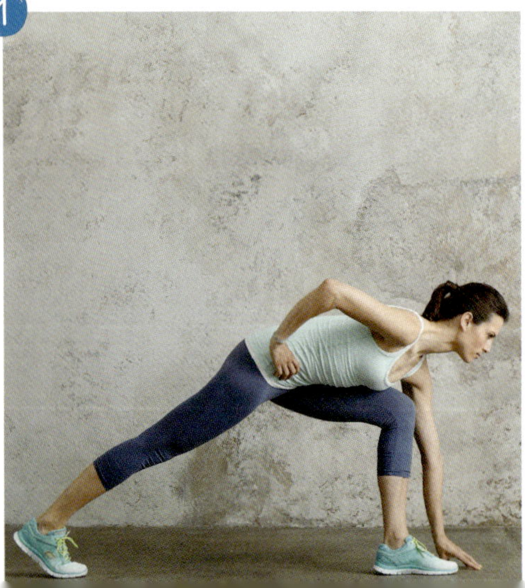

2

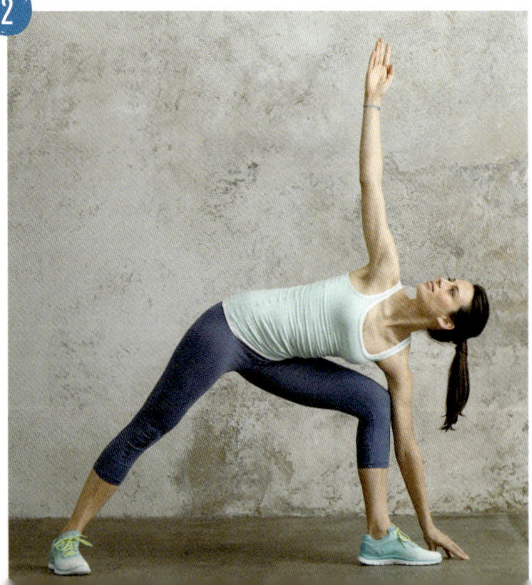

DREIECK 2 (LEICHTERE VARIANTE)

- Falls Sie nicht so tief hinunterkommen, wie in der Testübung links gezeigt, und sich mit der Bewegung schwertun, können Sie Ihren linken Arm auf dem schon gebeugten Knie oder auch auf einem Hocker ablegen und die Dreiecksposition langsam einnehmen. Die Drehung über den Rumpf kann dann trotzdem erfolgen. 3
- Beurteilen Sie auch hier die Dehnung aufmerksam spürend.
- Wiederholen Sie das Ganze dann zur anderen Seite.

DREHSITZ

Der Test der unteren Spirallinie beruht auf einem Yogaklassiker ▸ **siehe Seite 27**.

- Setzen Sie sich auf Ihre Trainingsmatte auf den Boden. Der Oberkörper ist aufrecht, beide Knie sind gestreckt (Langsitz).
- Beugen Sie nun das rechte Knie an und stellen Sie den rechten Fuß an der Außenseite des linken Knies ab.
- Drehen Sie Ihren Oberkörper zur rechten Seite und stützen Sie sich mit dem rechten Arm hinter dem Rücken ab.
- Mit dem linken Arm versuchen Sie nun das rechte Knie noch etwas weiter nach links zu schieben. Die linke Hand legen Sie auf dem linken Fuß ab. 4
- Beurteilen Sie jetzt die Dehnung aufmerksam spürend.
- Wiederholen Sie die Übung anschließend auf der anderen Seite.

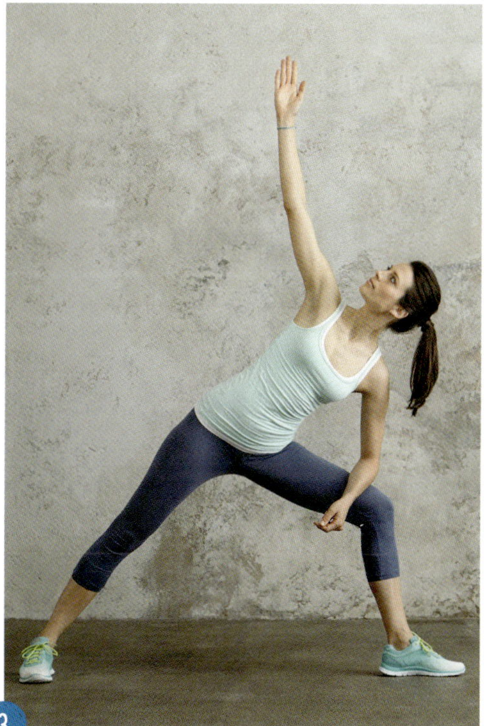

3

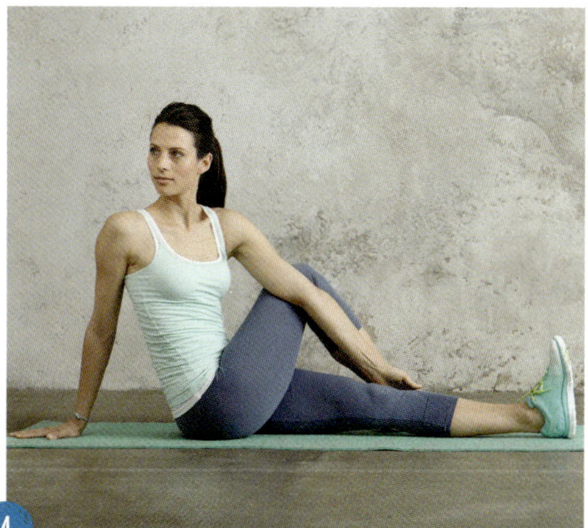

4

TEST DER ARMLINIEN

Finden Sie heraus, ob die sehr beweglichen Faszienlinien der Arme (Seite 44 f.) Ihnen Probleme bereiten.

ARMSPANNUNG

Test der inneren Armlinie

- Diese Übung können Sie im Stehen oder im Sitzen durchführen. Heben Sie dazu die gestreckten Arme bis auf Schulterhöhe nach vorn.
- Beugen Sie nun Ihre Ellbogen und drehen Sie Ihre Hände so, dass Ihre Fingerspitzen zu den Ohren zeigen.
- Ziehen Sie die Ellbogen so weit es geht nach oben, um eine maximale Spannung auf diese Armlinie zu bringen. 1
- Beurteilen Sie den Zug auf den Innenflächen der Arme.

BRUSTMUSKELDEHNUNG

Test der Brustmuskelfaszie

- Heben Sie dazu wieder Ihre Arme gestreckt und seitlich auf Schulterhöhe an. Die Handflächen zeigen nach vorn.
- Führen Sie nun die Arme seitlich und so weit es geht hinter den Rücken, sodass Sie den Zug entweder in den Unterarmen oder auch im Brustmuskel beziehungsweise in der Brustmuskelebene spüren. 2
- Beurteilen Sie Lokalisation und Stärke des Dehngefühls.

SCHULTERSTRECKER

Test der tiefen rückwärtigen Armlinie

- Im Stehen heben Sie die Arme nach vorn bis auf Schulterhöhe an. Ellbogen und Hände sind dabei durchgestreckt.
- Versuchen Sie nun in der Streckung die Schultern noch mehr einzubeziehen und die Schulterblätter von der Wirbelsäule weg zu bewegen, sodass sich der hintere Bereich zwischen den Schulterblättern gut aufdehnt. 3
- Beurteilen Sie vergleichend jede Seite und spüren Sie nach, ob und wie stark Sie eine Dehnung spüren.
- Um diese Dehnung und den Test dieser Faszienlinie zu ergänzen, überkreuzen Sie dann aus der Position mit den stark nach vorn gezogenen Schultern die Arme. auf Höhe der Ellbogen. 4
- Beurteilen Sie das Dehngefühl in den Schultern und Oberarmrückseiten.

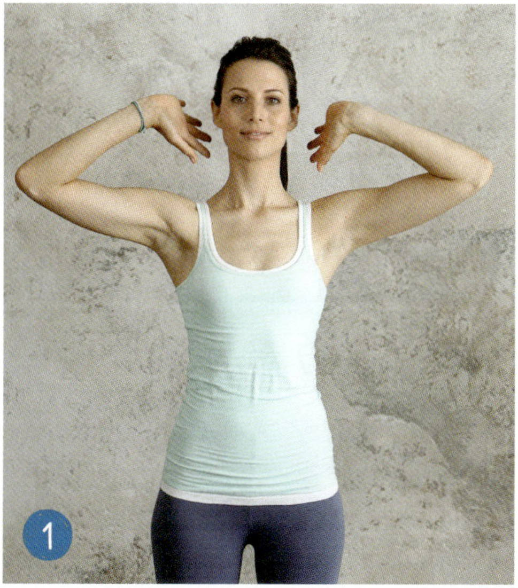
1

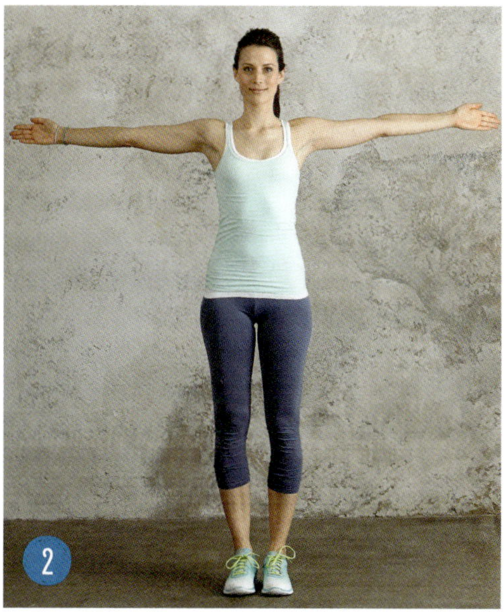
2

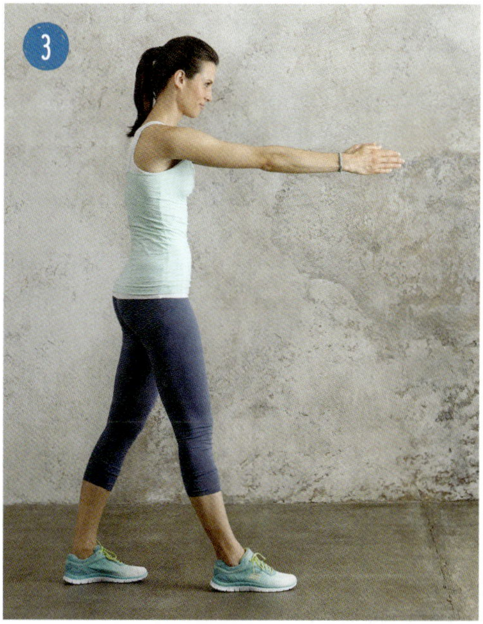
3

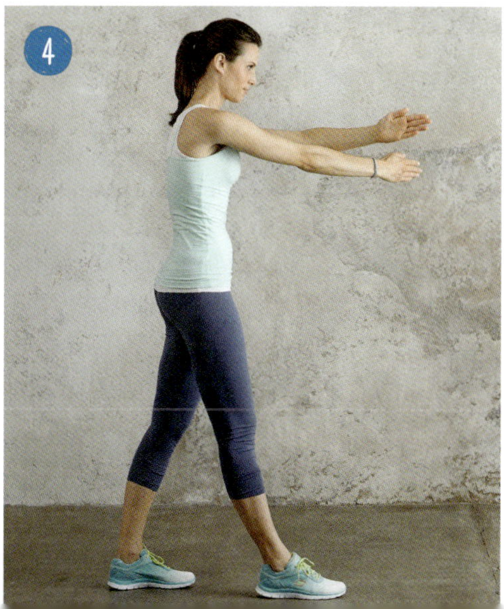
4

TEST DER FUNKTIONELLEN LINIEN

Spüren Sie eventuelle Probleme in diesen wichtigen, alle Körperbereiche verbindenden Linien (Seite 46 f.) auf.

ARMSCHWÜNGE VOR UND ZURÜCK

Test der Faszien vorn und hinten am Oberkörper

- Sie stehen aufrecht, die Arme hängen locker herab. Heben Sie nun über die Seiten langsam beide Arme und lassen Sie sie dann nach vorn fallen. Heben und senken Sie dabei die Fersen. 1
- Wiederholen Sie die Bewegung und lassen Sie sie immer dynamischer werden. Machen Sie so 5 bis 7 Armschwünge.
- Beurteilen Sie dabei, wie sich die Spannung im Abschwung anfühlt.

SEITLICHE ARMSCHWÜNGE

Test der Faszien an den Oberkörperseiten

- Heben Sie die Arme seitlich an und lassen Sie sie langsam sinken. Heben und senken Sie dabei die Fersen.
- Wiederholen Sie diese Bewegung und lassen Sie sie immer dynamischer werden, bis Sie 5 bis 7 Schwünge gemacht haben. 2
- Beurteilen Sie anschließend, wie sich die Spannung in Ihren Flanken und im Armbereich anfühlt und ob Sie einen Links-rechts-Unterschied wahrnehmen.

BEINSCHWÜNGE VOR UND ZURÜCK

Test der Faszien, die vorn und hinten in den Beinen verlaufen

- Stellen Sie sich neben die Wand und stützen Sie sich mit einer Hand ab.
- Führen Sie mit dem gestreckten linken Bein Schwünge nach vorn und hinten durch. 3
- Beurteilen Sie, wie leicht Ihnen der Schwung insgesamt fällt und ob in der hinteren oder vorderen Faszienkette ein Zug auftritt. Wiederholen Sie die Übung dann zur anderen Seite.

BEINSCHWÜNGE SEITLICH

Test der Faszien, die seitlich in den Beinen verlaufen

- Sie stehen mit dem Gesicht zur Wand und stützen sich mit beiden Händen etwas ab.
- Schwingen Sie das rechte Bein langsam nach außen und zur Mitte zurück. Beschleunigen Sie das Tempo ein wenig. 4
- Beurteilen Sie nach 5 bis 7 Schwüngen, ob sich auf dieser Linie eine Spannung aufgebaut hat, und wenn ja, wie stark diese ist.
- Wechseln Sie nun die Seite.

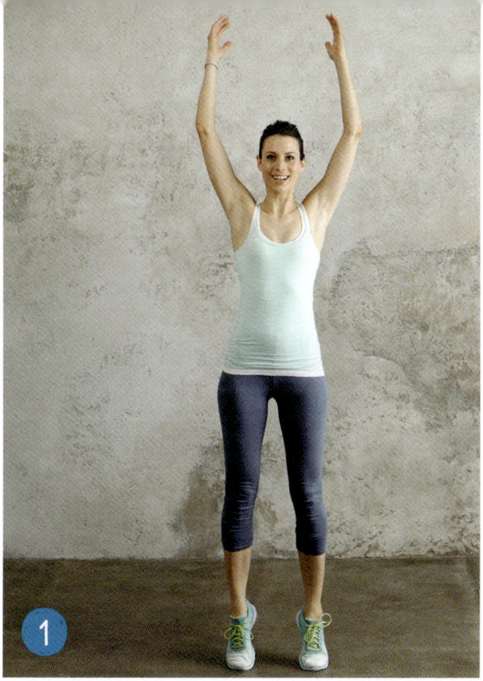
1

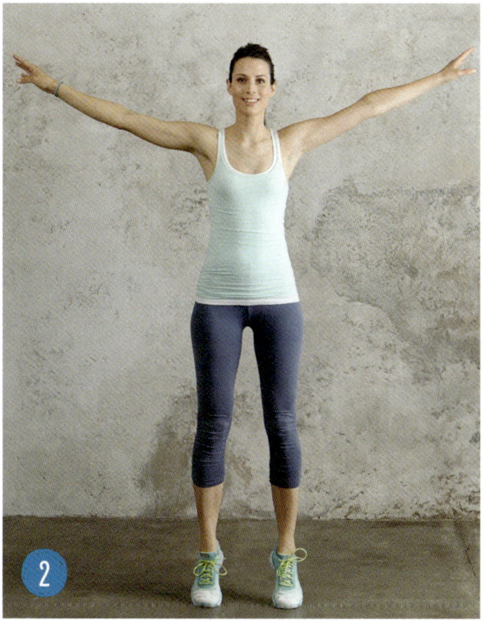
2

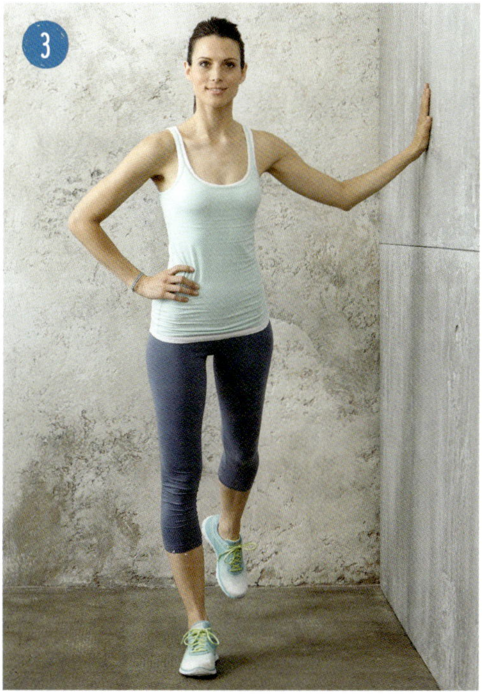
3

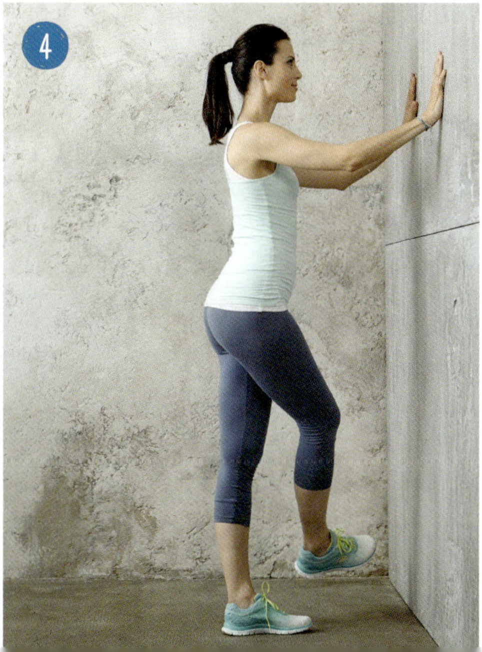
4

AUSFALLSCHRITT MIT OBERKÖRPER-DREHUNG

Diese Übung testet das gesamte Zusammenspiel der Faszien der funktionellen Linien.

- Aus dem Stand machen Sie einen tiefen Ausfallschritt mit dem linken Bein nach vorn und dem rechten nach hinten.

1

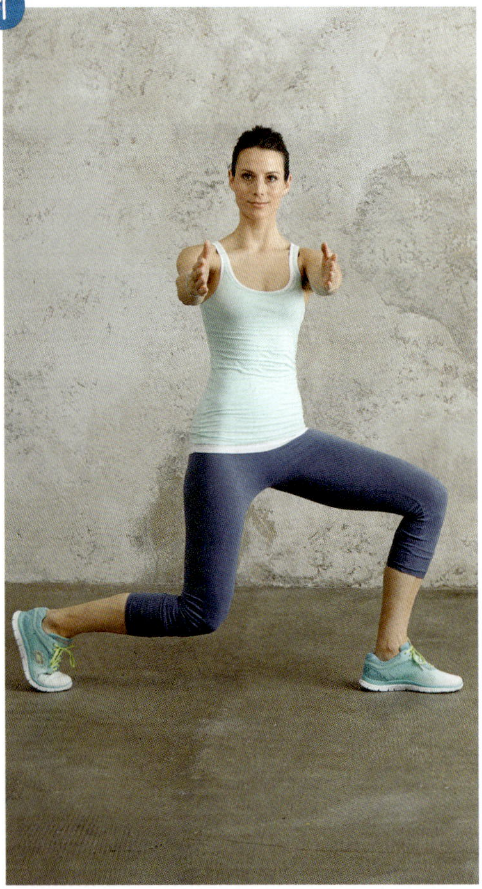

- Beugen Sie nun langsam Ihr linkes Knie, bis es sich senkrecht über der linken Fußspitze befindet.
- Gleichzeitig beugen Sie das hintere Bein etwa in einem 90-Grad-Winkel an, sodass sich das Knie in der Verlängerung etwa auf Höhe der linken Hüfte befindet. Ihr rechter Fuß steht auf den Zehenspitzen. Ihr Oberkörper bleibt dabei immer gerade aufgerichtet.
- Wenn Sie sich in der Position stabilisiert haben, drehen Sie nun den Oberkörper von links nach rechts. Um nicht ins Schwanken zu geraten, können Sie anfangs auch die Arme vorstrecken. 1
- Spüren Sie bei der Drehung nach links nach, wie stabil das rechte und linke Bein sowie der Oberkörper sind und ob sich Spannungen bemerkbar machen.
- Kommen Sie anschließend zurück in den aufrechten Stand und wiederholen Sie die Übung zur anderen Seite. Testen Sie dabei entsprechend die Spannung und die Stabilität in Beinen und Oberkörper.

TEST DER TIEFEN FRONTALLINIE

Nun spüren Sie tief in sich hinein zu dieser speziellen, stabilisierenden Faszienlinie (Seite 48 f.), die so wichtig ist für das harmonische Zusammenspiel aller Faszienbahnen.

KOPFDREHEN IM LIEGEN

Diese Übung testet mithilfe des Atemstroms die innere Faszienlinie.

- Legen Sie sich auf Ihre Trainingsmatte auf den Rücken und drehen Sie Ihren Kopf, der in einer Ihrer Handflächen liegt, zuerst langsam nach rechts und dann nach links.
- Achten Sie bei dieser Bewegung darauf, dass das Kinn immer leicht zum Brustbein zeigt.
- Atmen Sie während der gesamten Übung tief ein und wieder aus. 2
- Wiederholen Sie den Bewegungsablauf 3- bis 4-mal zu jeder Seite.
- Beurteilen Sie, ob sich im Brustkorb Spannung aufbaut, und wenn ja, wie stark auf welcher Seite (bei Rechtshändern ist die Spannung meist links stärker).
- Wiederholen Sie nach einer Pause die Übung noch einmal und spüren Sie auch dabei wieder aufmerksam nach.

TIPP

NUN ZUR AUSWERTUNG!

Nicht vergessen: Die Auswertung des Tests finden Sie in der hinteren Umschlagklappe. Sie hilft Ihnen, aus den nun folgenden Übungen zum Faszientraining die momentan für Sie am besten passenden auszuwählen.

2

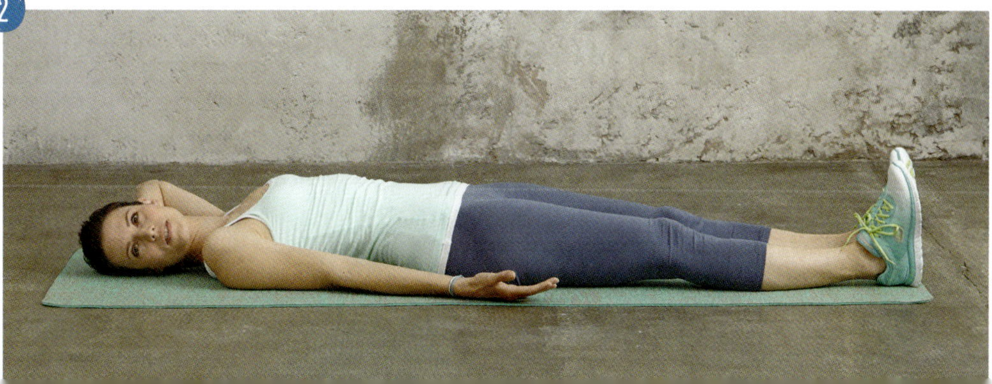

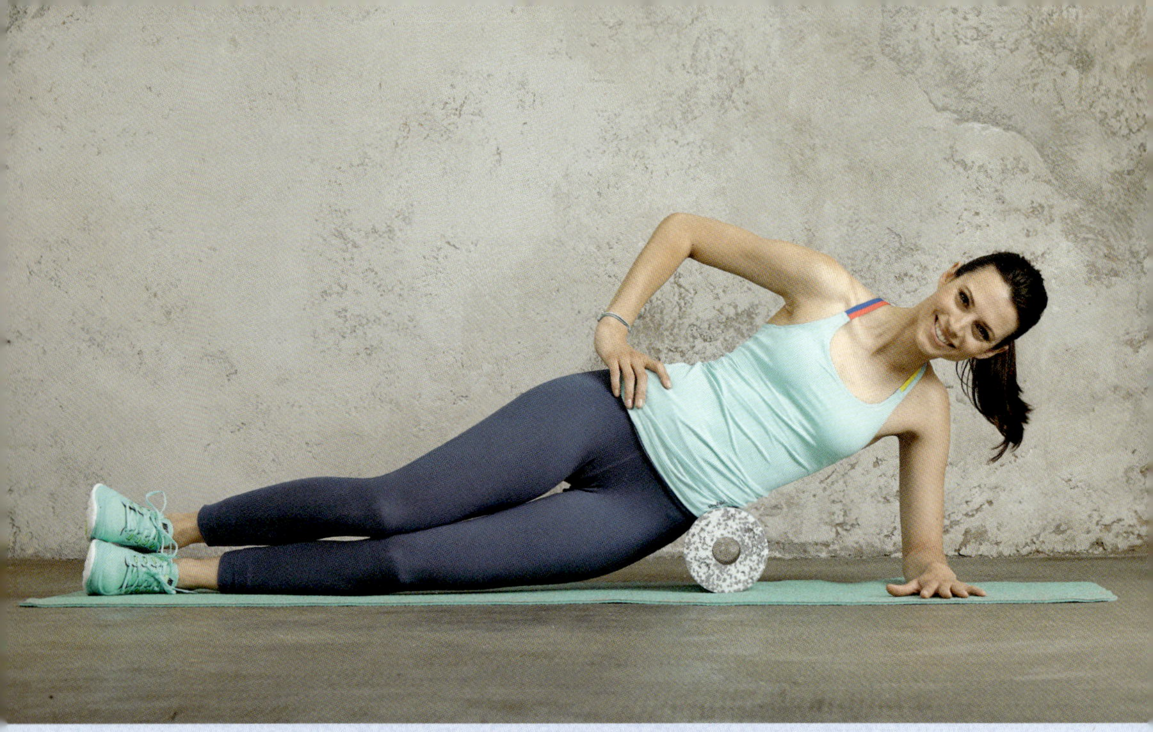

FASZIENÜBUNGEN FÜR DEN GANZEN KÖRPER

Das fasziale Gewebe junger Menschen zeigt eine ausgeprägte Wellenstruktur, vergleichbar mit einer mechanischen Feder. Im Laufe des Lebens verlieren die Faszien zunehmend ihre wellenförmige Struktur und damit ihre Elastizität, vor allem wenn man im Alltag zu wenig Bewegung hat oder sich immer auf die gleiche Art und Weise bewegt ▸ **siehe Seite 17**. Kontinuierliche, gleichgerichtete Bewegungen wie Gehen oder Fahrradfahren sind gesund, sprechen aber die Faszien nicht besonders intensiv an. Doch in zahlreichen Studien konnte nachgewiesen werden, dass sich die Wellenstruktur mit dem richtigen Training wieder neu bilden kann. Wir laden Sie herzlich ein, unsere Faszienübungen für alle Körperbereiche in Ihren Alltag einzubauen – Sie gewinnen an Gesundheit, Wohlbefinden, Haltung, Ausstrahlung und guter Laune, mit einem Wort: an Lebensqualität.

So trainieren Sie richtig

Achtsamkeit und regelmäßiges Üben sind die beiden wichtigsten Voraussetzungen für ein wirkungsvolles Faszientraining. Worauf es sonst noch ankommt und wie Sie Ihr Training gestalten, lesen Sie hier.

Die sechs Prinzipien des Faszientrainings

Die Übungen in diesem Buch wurden nach den folgenden Grundsätzen konzipiert:

- **Vordehnung:** Bevor Sie die eigentliche Bewegung durchführen, gehen Sie oft in eine leichte Vordehnung in die Gegenrichtung. Dabei werden die Faszien in Vorspannung gebracht, um dann eine größere Kraftentfaltung zu haben (Katapulteffekt).
- **Weiche und geschmeidige Bewegung:** Achten Sie immer auf eine weiche, geschmeidige Bewegung – denken Sie zum Beispiel an eine Katze!
- **Dehnung:** Man unterscheidet prinzipiell zwei Arten der Dehnung – das dynamische und das gehaltene Dehnen. Bei der dynamischen oder elastischen Form arbeitet man sich federnd in die Dehnung hinein. Der Körper gewinnt auf diese Weise langfristig an Schnellkraft und Gewebestabilität, was vor allem für Sportler in der langfristigen Wettkampfvorbereitung von Nutzen ist. Beim Faszientraining wendet man vor allem für die großen, langen myofaszialen Ketten bevorzugt langsame, gehaltene Dehnungen an, die für mehr Geschmeidigkeit sorgen und auch das Körperbewusstsein und die »Bewegungsintelligenz« schulen. Die Übungen in diesem Buch folgen diesen Prinzipien.
- **Feinregulierung:** Unsere Faszien, besonders die oberflächlichen, sind voller Sensoren, die unter anderem Gelenkstellung und Bewegung wahrnehmen und Informationen darüber ans Gehirn weiterleiten. Damit sich das Zusammenspiel der Körperregionen stetig verbessert, bedarf es immer wieder neuer Reize, denn allzu Vertrautes wird vom Gehirn mehr oder weniger ignoriert. Das Faszientraining sollte also möglichst abwechslungsreich sein und auch immer wieder neue Reize setzen. Das können unterschiedliche Ausgangspositionen oder Winkelstellungen der Gelenke sein oder einfach nur Variationen des Übungstempos.
- **Lösen und Dynamisieren:** Lösende Faszientechniken sind eigentlich schon lange durch die manuelle Therapie oder Rolfing bekannt ▸ **siehe Seite 53 f.** Zur Selbstbehandlung beziehungsweise Unterstützung der Therapie wurden hierfür schon immer Hilfen wie etwa ein Tennisball zur Selbstmassage empfohlen. Mittlerweile gibt es zu diesem Zweck professionelle Tools in Form von speziellen Faszienrollen (siehe vordere Umschlagklappe). Neben dem Lösen von Verdickungen und faszialen Verklebungen (Adhäsionen) wird so der na-

türliche Fluss der Gewebsflüssigkeiten außerhalb und zwischen den Faszien dynamisierend angeregt.

- **Geduld und Kontinuität:** Der physiologische Umbau und die Erneuerung der Kollagene braucht Zeit. Bis Sie dynamische und elastische Faszien wiedererlangen, sollten Sie Zeiträume zwischen sechs Monaten und zwei Jahren einplanen. Faszien verändern sich langsam. In der Zwischenzeit heißt es, dem Gewebe eine regelmäßige Pflege zukommen zu lassen. Sie müssen dafür nur zwei- bis dreimal pro Woche rund 15 Minuten fürs Üben aufwenden. Entwickeln Sie aber keinen falschen Ehrgeiz! Der Umbau des Fasziennetzwerkes ist eine langfristige Aufgabe und kann auch nicht einfach durch mehr Übungseinheiten beschleunigt werden. Vielmehr sollten Sie Ihren Körperstrukturen auch die Möglichkeit zugestehen, die empfangenen Trainingsimpulse in einen positiven Umbauprozess zu integrieren – dafür sollten Sie wirklich regelmäßig, aber in Maßen üben, um konstant Trainingsreize zu setzen. Bleiben Sie am Ball! Bereits nach einigen Wochen werden Sie die ersten kleinen Veränderungen bemerken. Ihr Bindegewebsnetzwerk gewinnt zunehmend an Geschmeidigkeit und Kraft.

TIPP

FASZIENTRAINING AUF EINEN BLICK

- Trainieren Sie 2- bis 3-mal pro Woche.
- Sorgen Sie dafür, dass Sie ungestört sind. Lüften Sie den Raum gut durch.
- Üben Sie in bequemer, anliegender Kleidung. Legen Sie Trainingsmatte und Faszienrolle bereit.
- Wärmen Sie sich vor jedem Training auf ▸ **siehe rechte Seite.**
- Machen Sie nun nacheinander alle Übungen für die jeweilige Faszienlinie.
- Bei Beschwerden, die links und rechts unterschiedlich stark sind, intensivieren Sie auf der mehr belasteten Seite die Übungen mit Rolle: Machen Sie 1 bis 2 Wiederholungen mehr oder halten Sie die Position etwas länger.
- Zusätzlich trainieren Sie immer die tiefe Frontallinie ▸ **siehe Seite 105**!
- Spüren Sie jeder Übung etwas nach.
- Sind Sie langfristig beschwerdefrei, können Sie sich Ihr Trainingsprogramm individuell aus allen Bereichen zusammenstellen: Machen Sie 5 bis 6 Übungen für verschiedene Linien je 3 Wochen lang. Wählen Sie nicht nur solche aus, die Ihnen besonders leichtfallen!

FASZIEN-WARM-UP

Ohne Aufwärmen kein Faszientraining!

TÄNZELN WIE EIN BOXER

- Tänzeln Sie eine Minute lang leichtfüßig von einem Fuß auf den anderen und belasten dabei hauptsächlich den Vorfuß, die Fersen dagegen nicht oder kaum. Tänzeln Sie nach vorn, hinten, links, rechts. 1

SCHWINGEN UND SCHWIMMEN

- Starten Sie mit einer kleinen Bewegungsamplitude und lassen Sie die Bewegung behutsam größer und größer werden.
- Schwingen Sie Ihre Arme zunächst rund zehnmal gleichzeitig nach vorn, langsam, aber kraftvoll. Nun schwingen Sie rund zehnmal ebenso nach hinten.
- Bewegen Sie nun die Arme in einer Kraulbewegung zehnmal nach vorn und wechseln dann zum Rückenschwimmen. 2

DER »SIEBENMEILEN-AUSFALL-SCHRITT«

- Machen Sie einen großen Schritt nach vorn in die Schrittstellung – weich wie bei einer Katze. Aus dieser Position gehen Sie mit dem hinteren Bein nach vorn. 3
- Führen Sie die Bewegung zügig und dynamisch etwa zehnmal pro Seite aus.
- Nun machen Sie mit jedem Bein zehnmal einen seitlichen Ausfallschritt.

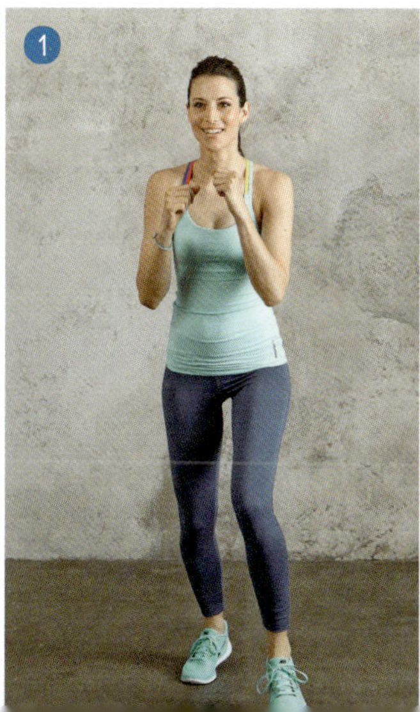

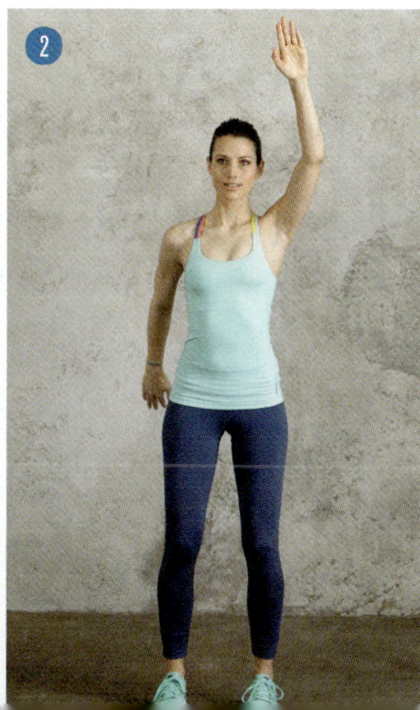

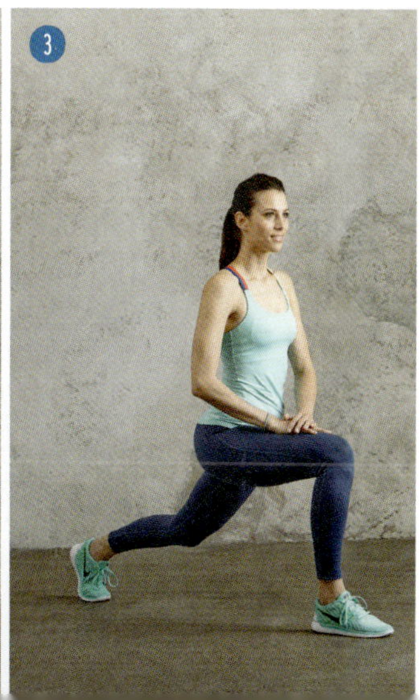

DIE OBERFLÄCHLICHE RÜCKENLINIE TRAINIEREN

Für diese Übungen brauchen Sie Ihre Faszienrolle.

FUSS-BALL

- Im Stehen oder Sitzen legen Sie die Faszienrolle (oder einen Tennisball) unter die Ferse Ihres linken Fußes.
- Rollen Sie den Ball 5-mal von der Ferse bis vor zu den Zehen und wieder zurück. Üben Sie dabei sanften Druck aus, den Sie nach Belieben stärker oder schwächer gestalten können. 1
- Wiederholen Sie die Übung mit dem anderen Fuß.

ACHILLESSEHNE

- Setzen Sie sich auf Ihre Matte, strecken Sie die Beine aus. Die Rolle liegt unter dem rechten Fuß auf Höhe der Achillessehne.
- Stützen Sie sich mit den Händen hinter dem Rücken ab und bewegen Sie die Rolle 5-mal mit leichtem Druck Richtung Knie. 2
- Wenn Sie den Po mehr anheben, können Sie auch das zweite Bein dazunehmen und so mehr Druck auf die Rolle ausüben. 3
- Wiederholen Sie die Übung mit dem anderen Bein.

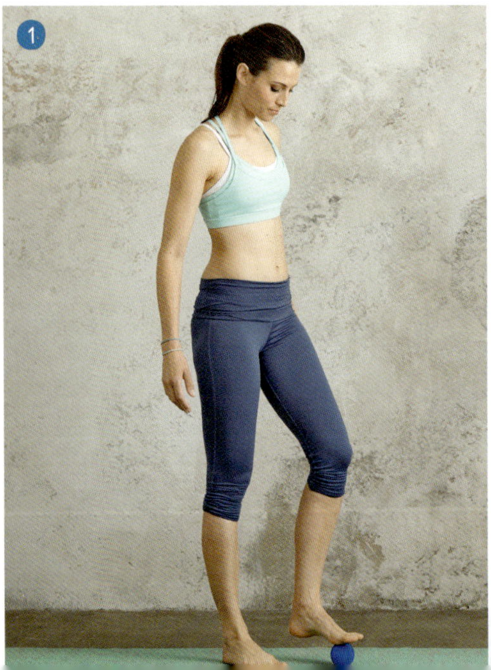

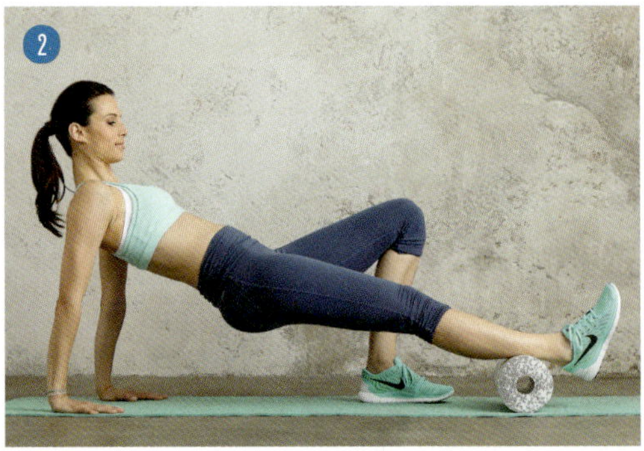

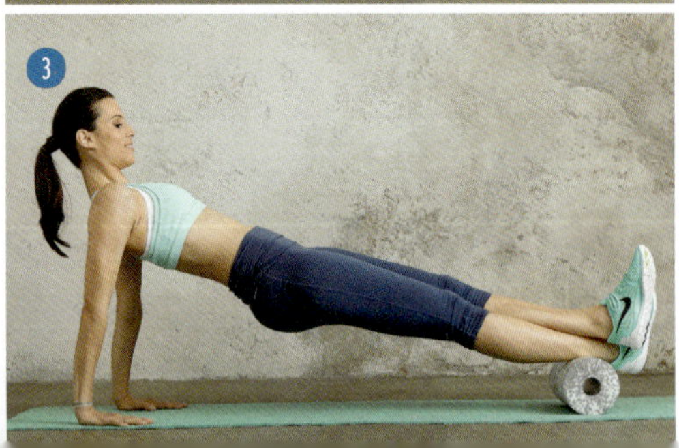

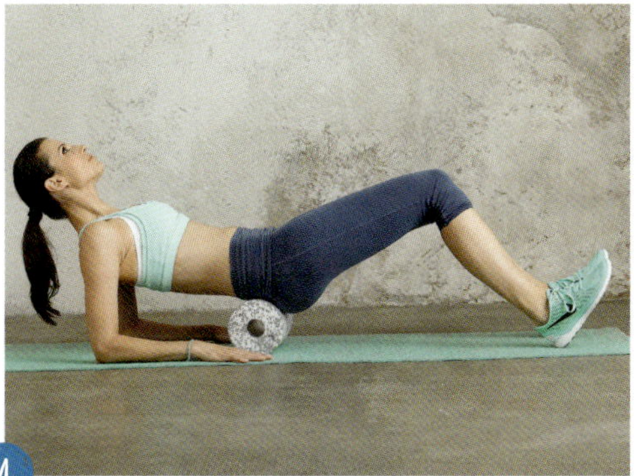
4

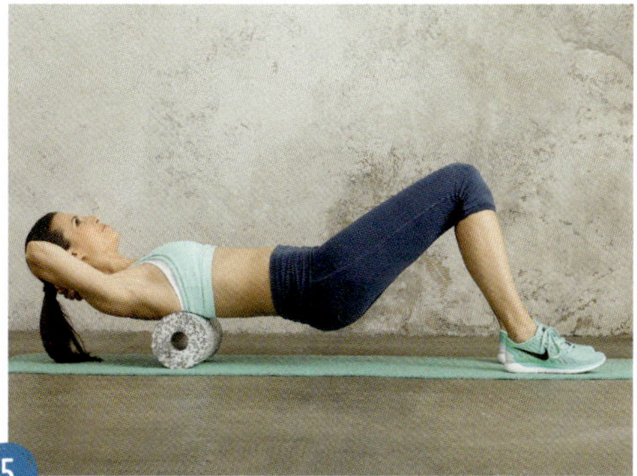
5

LENDENWIRBEL AUSROLLEN

- Setzen Sie sich auf Ihre Trainingsmatte und strecken Sie die Beine aus. Stützen Sie sich mit den Unterarmen ein wenig nach hinten ab.
- Die Rolle liegt auf Höhe des Kreuzbeins. Neigen Sie nun Ihren Oberkörper nach hinten, sodass Sie etwas Druck auf die Rolle ausüben (er sollte nicht zu stark sein). Rollen Sie dann langsam in Richtung der Brustwirbelsäule ab. Wiederholen Sie diese Bewegung 10-mal. 4
- Sollte ein Bereich der Lendenwirbelsäule schmerzen, rollen Sie ruhig einige Male mit wenig Druck nach oben und unten, bis sich ein leichtes, entspannendes und wärmendes Gefühl breitmacht.

BRUSTWIRBEL AUSROLLEN

- Setzen Sie sich auf Ihre Trainingsmatte und platzieren Sie die Rolle vorher so, dass sie zwischen Ihren Schulterblättern zu liegen kommt. Legen Sie sich anschließend auf die Rolle.
- Bewegen Sie nun Ihren Oberkörper über die Rolle, indem Sie Ihr Gesäß langsam anheben. Die Beine sind dabei im 90-Grad-Winkel angebeugt.
- Rollen Sie dann von der Brustwirbelsäule nach unten bis unter den Rippenrand und anschließend wieder nach oben. 5
- Wiederholen Sie die Übung 10-mal.

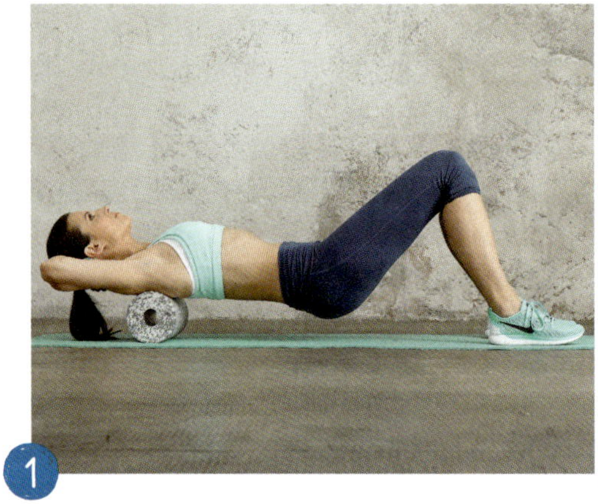

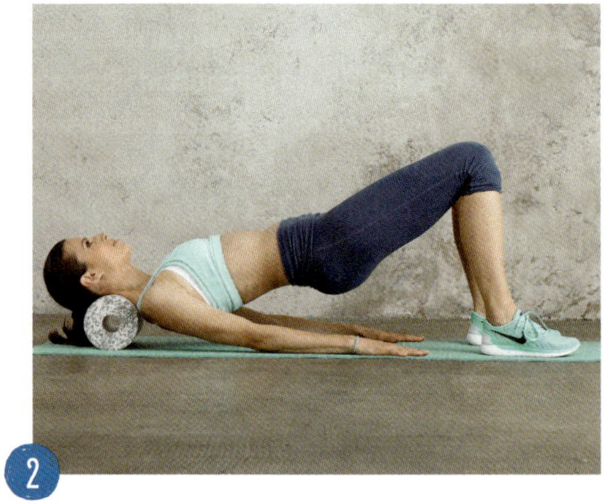

SCHULTER-NACKEN-ROLLE

- Platzieren Sie die Rolle auf Ihrer Trainingsmatte, etwa auf Höhe der Schulterblätter. Legen Sie sich mit den Schulterblättern auf die Rolle. Ihre Beine sind angebeugt.
- Heben Sie das Gesäß leicht an. Rollen Sie dann 4- bis 5-mal in einem Bereich von zirka zehn Zentimetern auf und ab. (1)
- Legen Sie das Gesäß ganz locker wieder ab und rollen die Faszienrolle wie ein Nackenkissen unter Ihre Halswirbelsäule. Anschließend heben Sie den Po so an, dass Ihr Körper eine gerade Linie bildet, die Arme sind Richtung Füße gestreckt. (2)
- So können Sie, immer aufmerksam für die Signale aus dem trainierten Bereich, gegebenenfalls einzelne Spannungspunkte an der Halswirbelsäule lösen.
- Dabei können Sie nach Bedarf entweder punktuell auf den verspannten Faszienzügen bleiben oder durch leichte Bewegungen des Kopfes nach oben und unten rollen oder nach links und rechts.
- Machen Sie die Übung so lange, wie sie Ihnen guttut.

TIPP

FINGERTIPS

Die Behandlung des Kopfbereichs ist wichtig, weil dort die Halsfaszie in die Kopffaszien übergeht – häufig eine Problemzone für Kopfschmerzen. Wenn Sie einen Covemo benutzen, können Sie mithilfe der herausstehenden Zapfen, der »Fingertips«, verspannte Stellen lösen.

KOPF BEFREIEN

- Im Bereich des Hinterkopfes bauen sich häufig Spannungen bis in den Stirnbereich auf. Suchen Sie mit Ihren Fingern und festem Druck Ihre individuellen Spannungspunkte auf.
- Wenn diese Punkte am Hinterkopf liegen, können Sie sie beidseitig mit Ihren Fingern wie bei einer Druckpunktmassage selbst behandeln: jeweils rund 10 Sekunden Druck auf einen schmerzenden Punkt ausüben (spürbar, aber nicht unangenehm stark), dann auf dieselbe Art den nächsten Punkt behandeln.
- Zusätzlich können Sie die Finger beider Hände seitlich links und rechts der Mittellinie Ihres Kopfes auflegen und mit zueinandergerichtetem Druck die Kopffaszie lösen. Arbeiten Sie sich dabei in den Stirnbereich vor. 3
- Diese ausgesprochen wohltuende Übung können Sie auch sehr gut zwischendurch am Schreibtisch ausführen.

ROLLEN UND DEHNEN

- Legen Sie sich entspannt auf den Rücken, die Faszienrolle liegt in Ihrem Nacken. So lösen Sie die Spannungszonen von der Halswirbelsäule her.
- Bei der Anwendung mit dem Covemo nutzen Sie die Fingertips der grünen Rolle aus, um einen punktuellen Druck in die Tiefe aufzubauen.
- Zusätzlich platzieren Sie die Finger oben auf der Kopfmitte und versuchen mit leichten Druckbewegungen die linke und rechte Kopfhaut jeweils in einem Abstand von zwei bis drei Zentimetern zueinanderzuführen, sodass sie sich etwas aufdehnen und lösen kann. 4

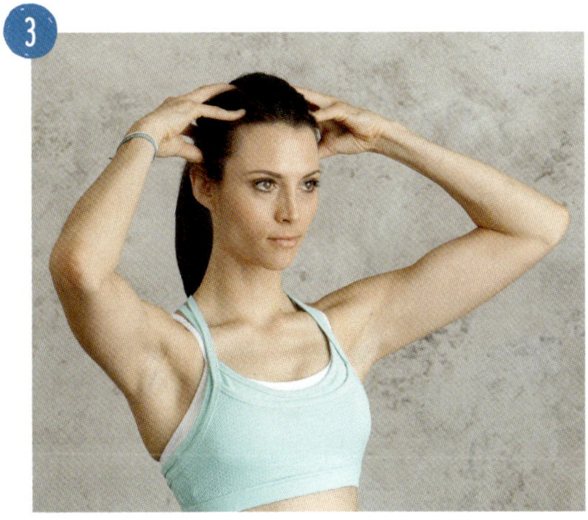

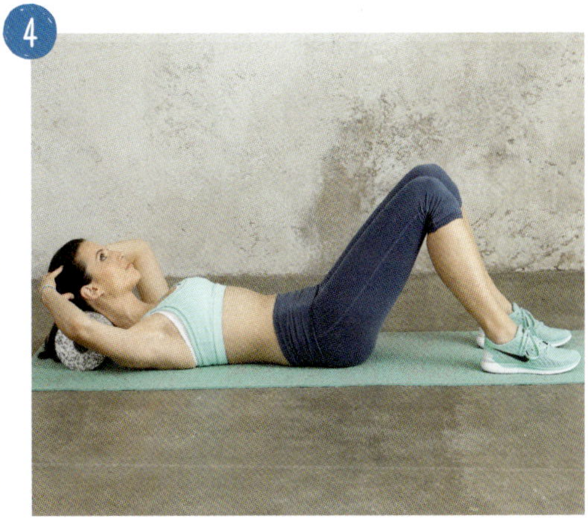

ARMSCHWÜNGE BASIC

- Sie stehen mit geradem Rücken, die Beine hüftbreit auseinander. Beginnen Sie Ihre Arme zusammen gestreckt nach vorn und hinten pendeln zu lassen.
- Lassen Sie die Bewegung größer werden, bis die Arme über Kopfhöhe schwingen. Atmen Sie gleichmäßig und ruhig. Ihre Bewegung ist rund und dynamisch. (1)
- Sie werden merken, dass Sie dabei am höchsten Punkt das Bedürfnis spüren, sich etwas auf die Zehenspitzen zu stellen. Beim Fallenlassen der Arme dagegen möchten Sie den Oberkörper nach vorn neigen. Damit die gesamte Bewegung »rund« wird, lassen Sie dies auch zu.
- Führen Sie die Armschwünge etwa 90 Sekunden lang aus.

ARMSCHWÜNGE PLUS

- Im Vergleich zur vorigen Übung wird jetzt die Bewegungsamplitude noch größer und die Bewegung schließt Po und hintere Oberschenkellinie bis zur Ferse ein.
- Starten Sie mit dem Bewegungsablauf der Basic-Übung und immer dynamischer werdenden Schwüngen.
- Um nun die Gesäßpartie mitsamt der hinteren Beinlinie einzubeziehen, bewegen Sie Ihren Po, während Ihre Arme in der Abschwungphase sind, leicht nach hinten. Beugen Sie dabei die Knie, als wollten Sie sich hinsetzen. Beginnen Sie langsam und tasten Sie sich an die maximale Dehnposition heran, die aber noch stabil ist. (2)
- Führen Sie die Übung rund 90 Sekunden lang aus.

1

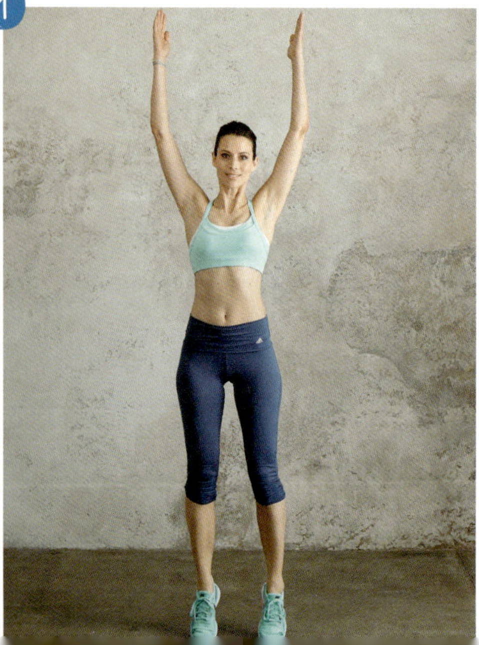

2

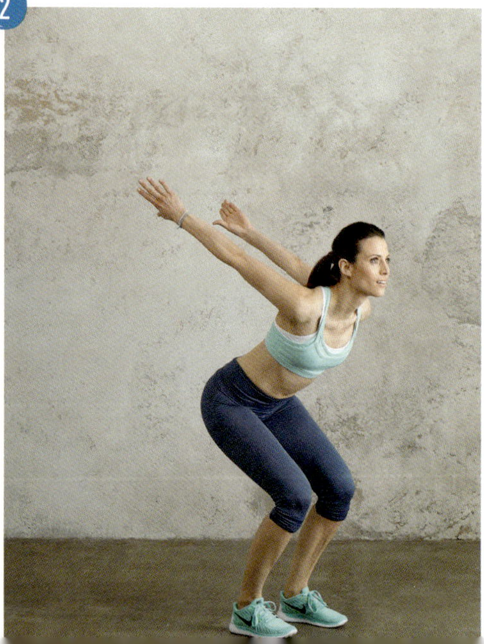

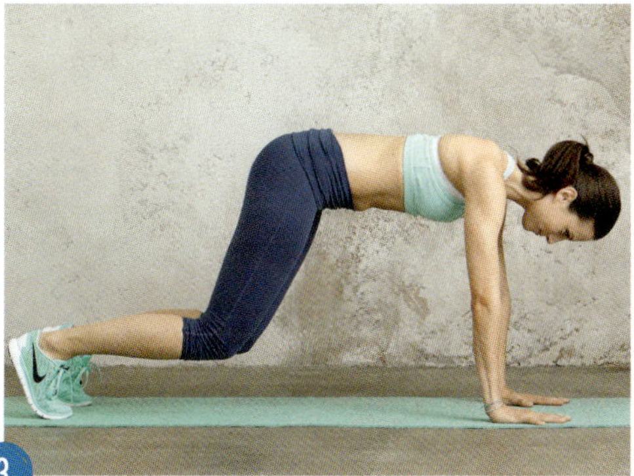
3

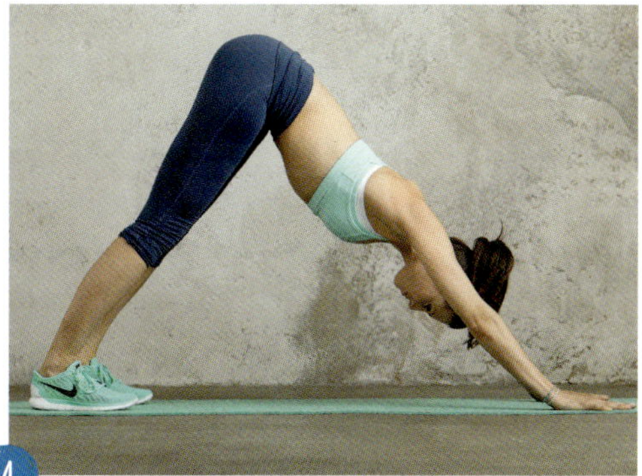
4

BÄRENSTAND

- Begeben Sie sich auf Ihrer Trainingsmatte in den Vierfüßlerstand auf den Händen und Füßen. 3
- Während die Hände fest bleiben, gehen Sie mit den Füßen in kleinen Schritten mit leicht gebeugten Knien nach vorn auf die Hände zu, sodass sich Ihr Gesäß immer weiter nach oben bewegt.
- Je weiter Ihre Füße nach vorn gehen, desto mehr Spannung baut sich in den hinteren Oberschenkeln oder im Rücken auf. Gehen Sie nur so weit, bis Sie einen mittleren Spannungszustand erreichen. 4
- Gehen Sie dann langsam wieder mit den Füßen nach hinten, dabei senkt sich Ihr Gesäß nach und nach wieder.
- Wiederholen Sie die Übung 8- bis 12-mal.

Variante: Sollten Sie bei der Übung die Hauptspannung in der hinteren Oberschenkellinie empfinden und weniger im Rücken, bietet sich die folgende Variante an.

- Am höchsten Punkt der für Sie tolerierbaren Spannung verweilen Sie, statt zurück in die Ausgangsposition zu gehen.
- Nun bauen Sie nur über das beidseitige Kniebeugen Spannung ab und bauen durch das Kniestrecken Spannung auf.
- Wiederholen Sie diese Beuge-und-streck-Bewegung 8- bis 12-mal.

DIE OBERFLÄCHLICHE FRONTALLINIE TRAINIEREN

Für die ersten fünf dieser Übungen brauchen Sie Ihre Faszienrolle.

BEINSTRECKER

- Gehen Sie in eine tiefe Schrittstellung mit am Boden aufgestützten Händen. Legen Sie den Fußrücken des hinteren Beins auf die Rolle. Üben Sie leichten Druck aus und rollen Sie den Fuß rund 7-mal ganz leicht auf der Rolle hin und her. 1
- Nun gehen Sie in die umgekehrte Schrittstellung und wiederholen die Übung mit dem anderen Bein.

SCHIENBEINROLLE

- Bleiben Sie in der tiefen Schrittstellung. Das hintere Bein ist gestreckt, der Fußrücken ruht auf der Rolle.
- Jetzt rollen Sie Ihren Unterschenkel bis zum Knie auf der Rolle hin und her. Je nachdem, wie viel Gewicht Sie auf das hintere Bein verlagern, können Sie den Druck auf den Muskel anpassen und trainieren die Faszie mehr oder weniger intensiv. 2

1

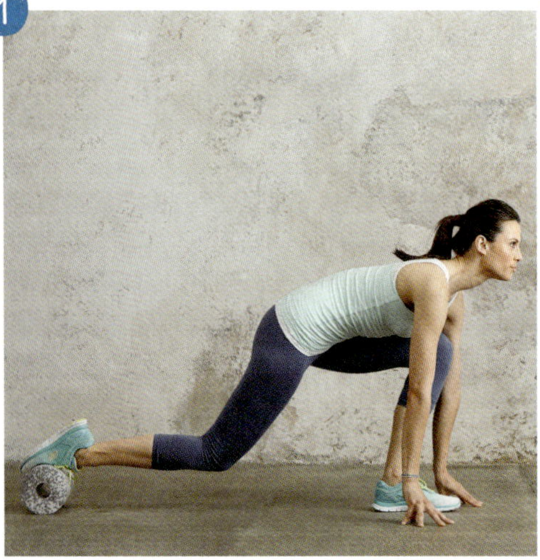

2

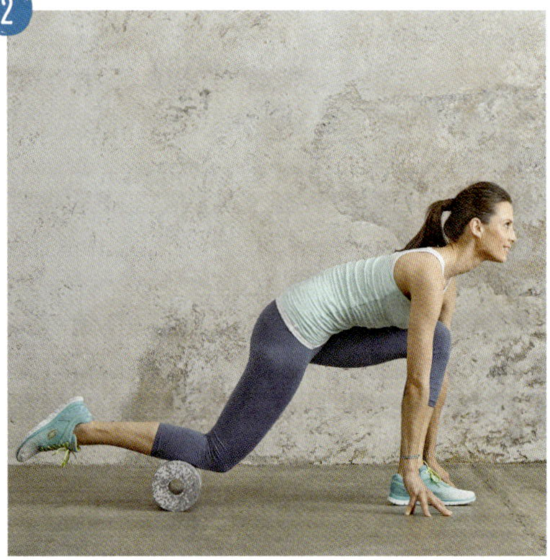

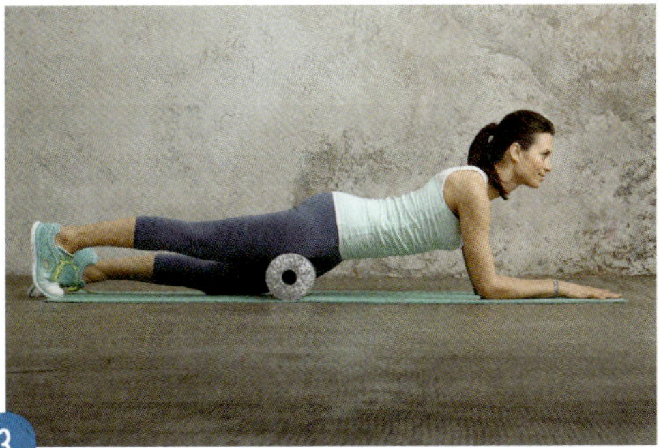

3

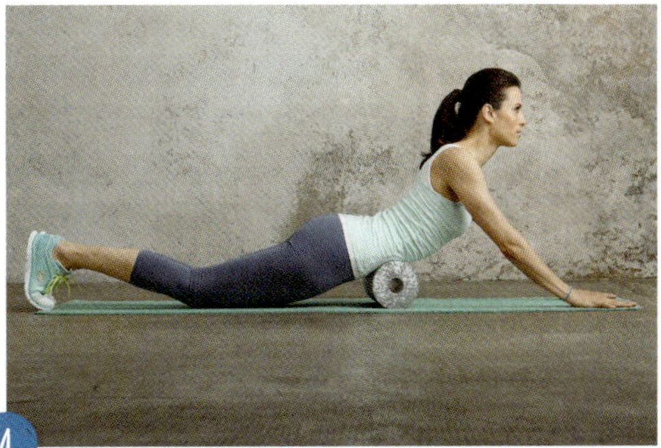

4

- Rollen Sie 5- bis 8-mal hintereinander ab, bis ein warmes, angenehmes Gefühl im Bein entsteht. Die Bewegung kann etwas Schmerzen verursachen. Dies ist normal, aber wenn es zu unangenehm wird, reduzieren Sie den Druck.
- Wiederholen Sie die Übung auf der anderen Seite.

OBERSCHENKELROLLE

- Legen Sie sich auf Ihrer Trainingsmatte auf den Bauch. Platzieren Sie die Rolle unter einer Ihrer Oberschenkelvorderseiten und stützen Sie sich mit den Armen nach oben ab.
- Durch die Kraft Ihrer Arme können Sie jetzt den Oberschenkel über die Rolle nach vorn und hinten abrollen, bis zur unteren Beckenkammkante wie auf dem Bild zu sehen. 3
- Wiederholen Sie den Bewegungsablauf rund 6-mal, dann Seitenwechsel.

BAUCHMUSKELROLLE

- Begeben Sie sich auf Ihrer Trainingsmatte in die Bauchlage. Die Rolle liegt etwa zwei bis drei Zentimeter oberhalb des Schambeins. Mit den nach vorn gerichteten Händen stützen Sie sich ab, um den Druck der Rolle auf die Bauchmuskulatur zu kontrollieren.
- Rollen Sie nun bis etwa zur Unterkante der Rippen. Achten Sie darauf, dass Sie nicht über die Rippen hinwegrollen. Der Druck sollte gemäßigt sein. 4
- Wiederholen Sie den Bewegungsablauf rund 10-mal.

BRUSTBEINROLLE

- Legen Sie sich auf Ihrer Matte auf den Bauch und legen Sie sich die Faszienrolle längs unter das Brustbein. Mit den Unterarmen und Händen stützen Sie sich nach vorn ab, um den Druck zu kontrollieren. (1)
- Atmen Sie tief ein und aus. So entsteht noch ein wenig Gegendruck von der Rolle

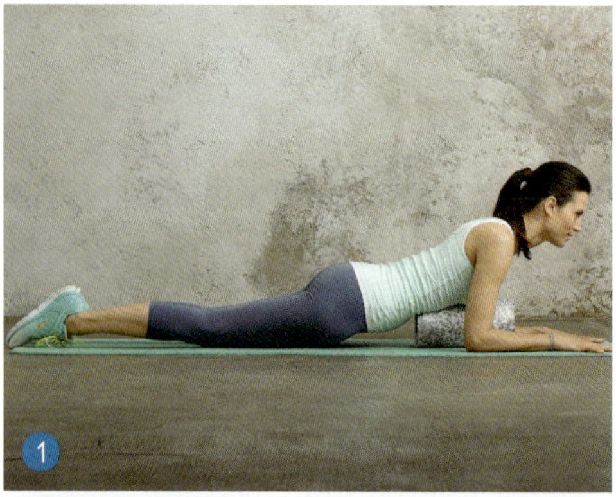

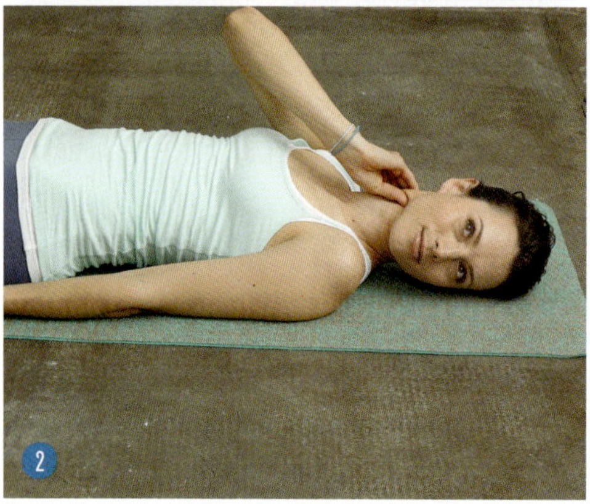

aufs Brustbein und Sie mobilisieren diesen Bereich zusätzlich zur Lösung der Faszien.
- Halten Sie die Position 5 Atemzüge lang.

SEITLICHE HALSMUSKELN DEHNEN

- Legen Sie sich auf Ihrer Trainingsmatte auf den Rücken und drehen Sie Ihren Kopf nach links.
- Greifen Sie nun mit Ihrer rechten Hand den seitlichen Halsmuskelbereich zwischen Daumen und Fingern und versuchen Sie ihn ganz leicht Richtung Unterlage zu dehnen. Halten Sie die Dehnung 2 bis 3 Atemzüge lang und lösen Sie sie dann wieder. (2)
- Dann wechseln Sie die Seite.

OBERSCHENKELDEHNUNG

- Gehen Sie auf der Matte in eine tiefe Schrittstellung und setzen Sie das hintere Knie auf der Matte auf.
- Der Fuß des vorderen Beins befindet sich senkrecht unter dem Kniegelenk, das im 90-Grad-Winkel angebeugt ist.
- Umfassen Sie mit der Hand der gleichen Körperseite den hinteren Fußrücken und ziehen Sie so das Kniegelenk weiter in die Beugung, bis Sie einen leichten Zug in der Oberschenkelvorderseite spüren.
- Die freie Hand können Sie auf dem vorderen Oberschenkel ablegen. Um die Dehnung noch zu intensivieren, können Sie stattdessen auch mit dem ausgestreckten

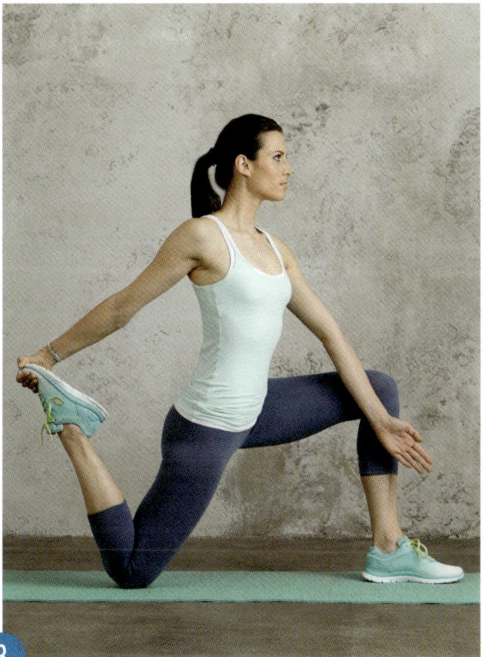

3

Unterarmrücken gegen die Oberschenkelinnenseite drücken. (3)

- Sie können das Dehngefühl in dieser Position noch weiter verstärken, indem Sie Ihren Oberkörper leicht nach vorn neigen und zusätzlich das Becken Richtung Boden schieben. Oder Sie drehen den Oberkörper: Wenn der linke Oberschenkel vorn steht, drehen Sie sich nach rechts und umgekehrt.
- Halten Sie die Position 4 Atemzüge lang, dann wechseln Sie die Seite.

PENDEL

- Legen Sie sich auf Ihrer Matte auf den Rücken und stellen Sie die Füße auf. Drücken Sie den Lendenbereich gegen die Unterlage für einen guten Bodenkontakt.
- Nehmen Sie nun die Arme gestreckt hinter den Kopf und heben Sie den Oberkörper ein paar Zentimeter vom Boden ab. Versuchen Sie sich in dieser Position zu stabilisieren.
- Wenn dies bereits gut klappt, pendeln Sie aus dieser Position mit Ihrem Oberkörper in einer sehr kleinen Bewegung leicht nach oben und unten. Sie werden staunen, wie intensiv dehnend diese minimale Bewegung wirkt. (4)
- Variieren Sie die Ausgangsposition individuell, indem Sie Ihren Oberkörper etwas stärker vom Boden abheben. Dadurch erreichen Sie weitere Faszienanteile.
- Bleiben Sie rund 3 Atemzüge in der Position mit angehobenem Oberkörper.

4

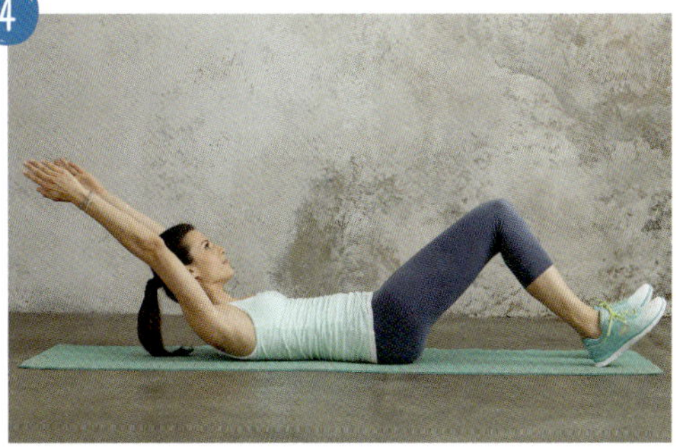

DIE LATERALLINIE TRAINIEREN

Für alle Übungen bis auf die letzte brauchen Sie Ihre Faszienrolle.

AUFSTEIGER

- Begeben Sie sich auf Ihrer Trainingsmatte in den Seitstütz. Das obere Bein ist angebeugt, sodass die Fußspitze nach vorn zeigt, um mehr Stabilität zu erreichen. Mit dem oberen Arm stützen Sie sich nach vorn ab.
- Die Rolle liegt unter Ihrem unteren Bein, oberhalb des Außenknöchels. Bewegen Sie sich nun über die Rolle langsam bis zum Knie und wieder zurück. 1
- Wiederholen Sie dies und machen Sie dabei kleine Rollbewegungen insbesondere an den Stellen, an denen Sie Verspannungen oder Schmerzen spüren. Seitenwechsel.

ABDUKTOREN-ROLLE

- Gehen Sie wieder auf Ihrer Trainingsmatte in den Seitstütz.
- Das obere Bein ist hinter dem unteren aufgestellt, um mehr Stabilität zu erreichen. Mit dem oberen Arm stützen Sie sich leicht nach vorn ab.
- Legen Sie die Rolle unter den seitlichen Kniebereich und rollen sich dann zum Po ab. Spüren Sie nach, wo Sie stärkere oder schwächere Spannung empfinden. 2
- Rollen Sie an schmerzhafteren Partien ein paarmal hin und her. Dosieren Sie den Druck über den Oberschenkel.

1

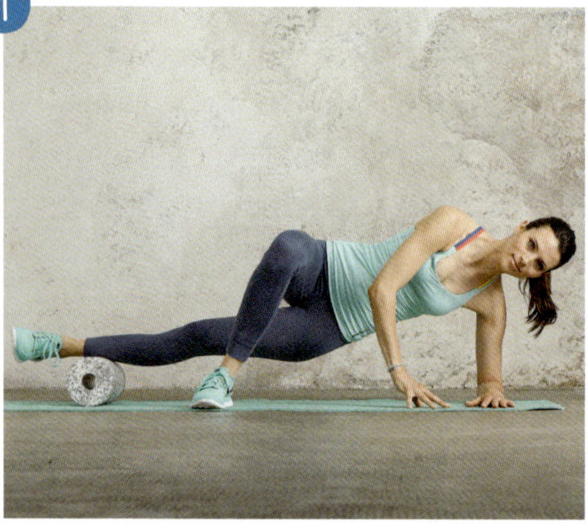

2

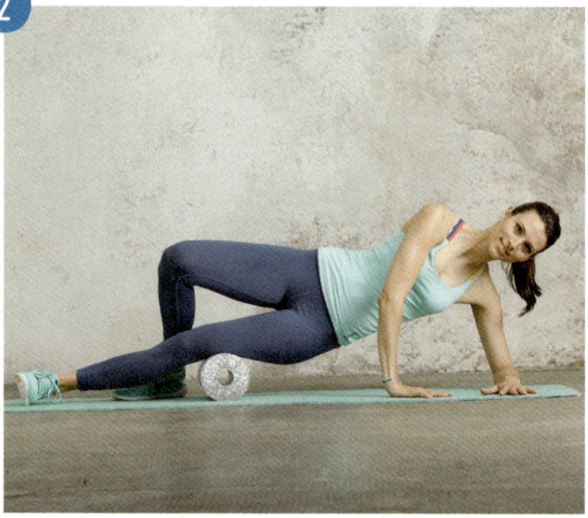

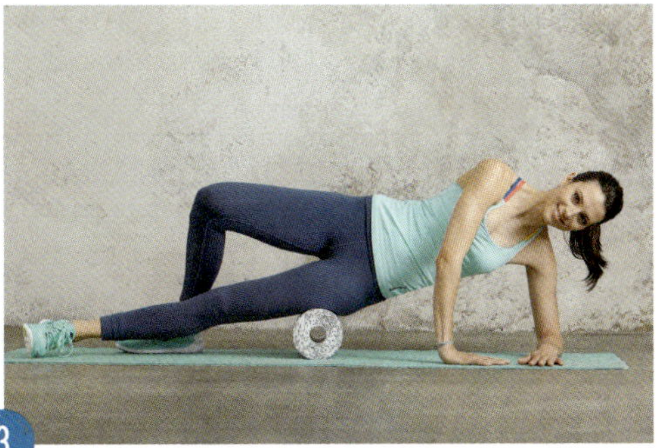

3

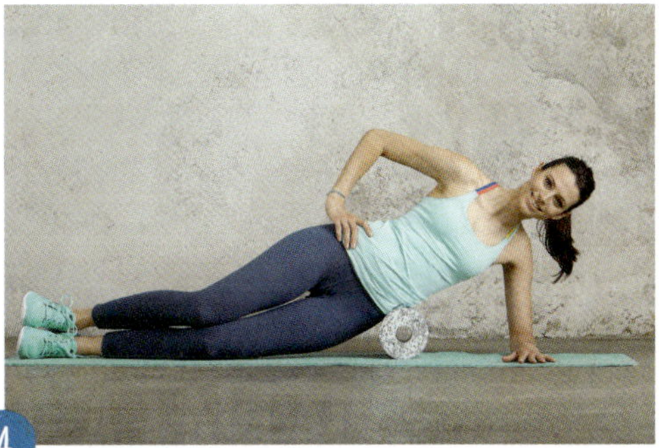

4

TRAKTOR

- Gehen Sie auf Ihrer Trainingsmatte in den Seitstütz. Das obere Bein ist hinter dem unteren aufgestellt, um mehr Stabilität zu erreichen. Mit dem oberen Arm stützen Sie sich nach vorn ab.
- Der seitliche Oberschenkelmuskel (*tractus*) geht oben in die Gesäßmuskulatur über. Die Rolle platzieren Sie unter diesem Bereich und rollen dann die seitliche Gesäßmuskulatur zwischen Oberschenkelknochen und Beckenkamm ab. 3
- Rollen Sie auf diese Weise 5-mal auf und ab, dann wechseln Sie die Seite.

BECKENROLLE

- Sie liegen wieder auf Ihrer Trainingsmatte im Seitstütz. Das unten liegende Bein ist etwas angebeugt, sodass die Fußspitze nach vorn zeigt, um mehr Stabilität zu erreichen. Mit dem oberen Arm stützen Sie sich in der Hüfte ab.
- Die Rolle legen Sie jetzt unter den Beckenkamm, von dem aus die Laterallinie in Richtung des unteren Rippenbereichs verläuft. Die Kraft, die Sie über die Rolle auf den Muskel ausüben, steuern Sie in diesem Fall durch den Oberkörper. 4
- Wenden Sie nicht zu viel Kraft zum Üben auf, da der Darmbereich relativ nahe liegt und nicht zu stark belastet werden sollte.
- Rollen Sie 5-mal auf und ab, dann wechseln Sie die Seite.

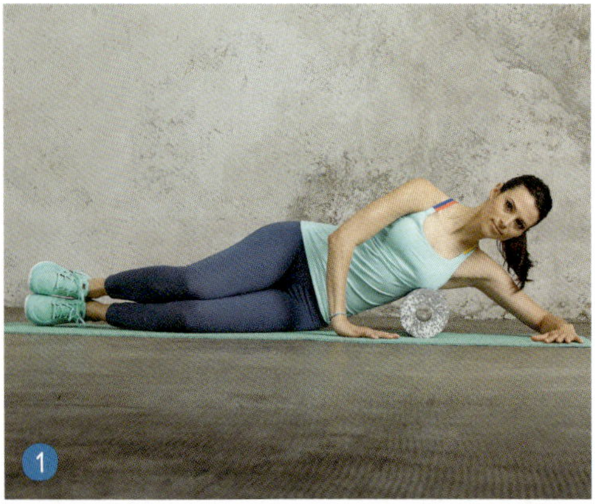

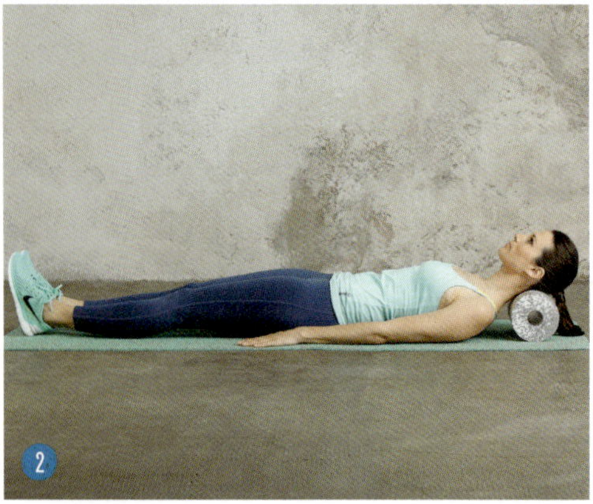

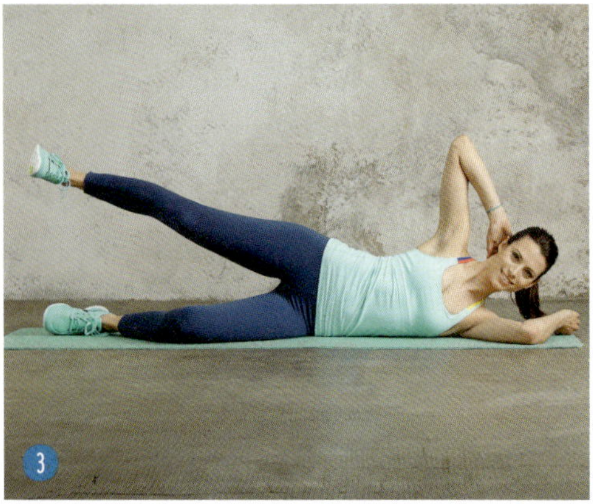

RIPPENROLLER

- Im Seitstütz ist Ihr unten liegendes Bein etwas angebeugt, sodass die Fußspitze stabilisierend nach vorn zeigt. Mit dem oberen Arm stützen Sie sich nach vorn ab.
- Die Rolle liegt am unteren Rippenbogen. Nun rollen Sie ganz leicht über die Rippen hinweg. Verweilen Sie bei Bedarf an den Stellen, bei denen Sie etwas mehr Spannung oder Schmerz empfinden. 1
- Wenn Sie mit der Rolle einen Schmerzpunkt erreichen, bleiben Sie dort und atmen 4-mal tief ein und aus.
- Rollen Sie sich zum Abschluss leicht ab und wechseln Sie die Seite.

NACKEN LOCKERN

- In Rückenlage legen Sie die Rolle in Ihren Nacken. Lösen Sie über eine ganz leichte, behutsam spürende Drehbewegung nach links und rechts Spannungspunkte. 2
- Wenn Sie den Druck der Rolle verstärken möchten, bauen Sie über den Kopf einen leichten Druck nach hinten auf.

SEITLICHER CRUNCH

- Sie liegen in Seitenlage, das unten liegende Bein ist im 90-Grad-Winkel angebeugt, auf dem unteren Arm liegt der Kopf.
- Legen Sie die obere Hand hinter den Kopf und heben diesen an, der Ellbogen zeigt zur Decke. Heben Sie das obere Bein ab, mit der Fußkante nach oben. Versuchen Sie den oberen Ellbogen und das obere

INFO

STABILISATOR

Da die Laterallinie auch als Stabilisator dient, sollte sie neben den kräftigenden und dehnenden Übungen auch durch Stablisationsübungen wie das Hüpfen stimuliert werden.

Bein einander anzunähern, bis Sie Spannung in der oberen Flanke spüren. 3

- Achten Sie bei der Übung darauf, dass die obere Hüfte gerade bleibt und Sie das Bein eher nach hinten und oben bewegen.

HÜFTHEBER

- Sie liegen mit gestreckten Beinen auf der Seite. Stützen Sie sich mit dem unteren Unterarm unter der Schulter ab.
- Mit dem oberen Arm stabilisieren Sie die obere Hüfte oder stützen sich, wenn Ihnen das leichter fällt, nach vorn ab.
- Versuchen Sie, das Becken anzuheben, sodass eine Linie zwischen Schulter, Becken, Hüfte, Knie und Sprunggelenk entsteht.

4

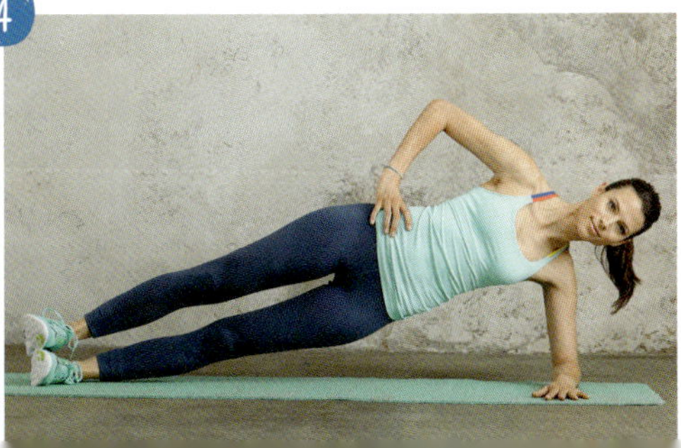

5

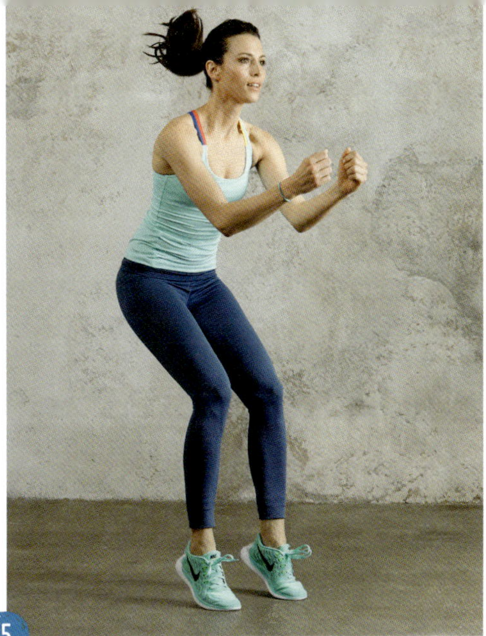

Halten Sie die Spannung 2 Atemzüge und lösen Sie sie langsam wieder. 4

- Klappt dies gut, bewegen Sie die untere Hüfte langsam Richtung Boden, sodass ein Bogen entsteht. Dann heben Sie die Hüfte langsam wieder. Seitenwechsel.

HÜPFER

- Sie stehen aufrecht, die Beine etwa hüftbreit auseinander.
- Hüpfen Sie mit beiden Füßen ein wenig nach vorn und versuchen Sie auf den Ballen zu landen. 8- bis 12-mal. 5
- Wenn Sie bereits sicher auf beiden Beinen hüpfen, springen Sie wieder mit beiden Beinen ab, versuchen aber nun auf einem Bein zu landen. Hierbei muss die Laterallinie arbeiten, um die Balance zu halten.

DIE SPIRALLINIE TRAINIEREN

Bis auf die beiden letzten Übungen brauchen Sie auch hier wieder Ihre Faszienrolle.

UNTERSCHENKELROLLE

- Gehen Sie auf Ihrer Matte in den Seitstütz. Das untere Bein liegt ganz leicht angebeugt auf der Rolle, das obere ist hinter dem unteren Knie aufgestellt. Mit dem oberen Arm stützen Sie sich nach vorn ab.
- Sie beginnen nun mit der Rolle seitlich unten am Fuß oberhalb des Außenknöchels und rollen sich langsam seitlich am Unterschenkel neben dem Schienbeinbereich hoch bis zum Knie. (1)
- Wiederholen Sie dies 5-mal und verweilen Sie dabei insbesondere an den Stellen, an denen Sie Verspannungen oder Schmerzen spüren. Dann Seitenwechsel.

ABDUKTOREN-ROLLE

- Begeben Sie sich wieder auf Ihrer Trainingsmatte in den Seitstütz wie bei der vorigen Übung.
- Legen Sie die Rolle unter den unten liegenden seitlichen Kniebereich und rollen Sie sich dann bis zum Gesäß ab. (2)
- Spüren Sie aufmerksam, wo Sie stärkere oder schwächere Spannung empfinden. Rollen Sie bei schmerzhaften Partien ein wenig hin und her.
- Über die Oberschenkelseite können Sie den Druck dosieren.
- Rollen Sie ein paarmal auf und ab, solange es Ihnen guttut. Dann Seitenwechsel.

1

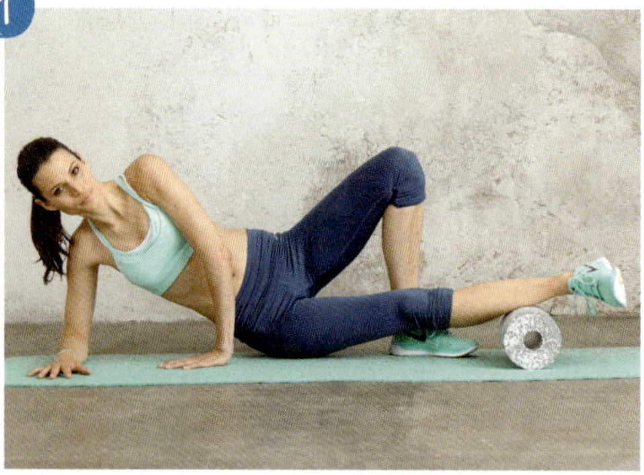

2

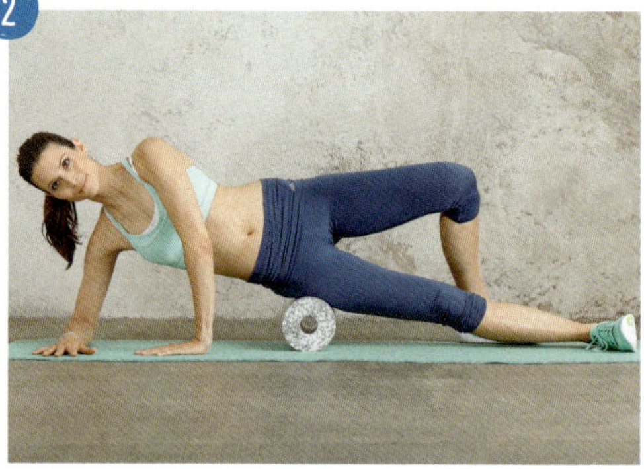

ACHILLESSEHNE

- Setzen Sie sich auf Ihre Trainingsmatte und strecken Sie die Beine aus. Die Rolle liegt unter dem rechten Fuß auf Höhe des Achillessehnenansatzes.
- Stützen Sie sich mit den Händen nach hinten ab und bewegen Sie die Rolle mit leichtem Druck Richtung Knie. 3 Wenn Sie dabei das Gesäß etwas anheben, können Sie auch das zweite Bein dazunehmen und so mehr Druck auf die Rolle ausüben.
- 5-mal wiederholen, dann Seitenwechsel.

LENDENWIRBELROLLE

- Sie sitzen mit ausgestreckten Beinen auf Ihrer Matte und stützen sich mit den Unterarmen ein wenig nach hinten ab.
- Die Rolle liegt auf Höhe des Kreuzbeins. Neigen Sie den Oberkörper nun leicht nach hinten, sodass Sie etwas Druck auf die Rolle ausüben. Rollen Sie dann langsam Richtung Brustwirbelsäule ab. 4 5-mal wiederholen.
- Sollte sich ein Bereich der Lendenwirbelsäule als schmerzhafter herausstellen, rollen Sie dort mehrmals hin und her.

SCHULTERROLLE

- Legen Sie sich auf Ihre Matte mit der Rolle zwischen Ihren Schulterblättern, die Knie sind im 90-Grad-Winkel gebeugt.
- Bewegen Sie Ihren Oberkörper über die Rolle, wofür Sie den Po langsam ein Stück anheben.
- Rollen Sie bis unter den Rippenrand, anschließend wieder nach oben. 5
- 10-mal wiederholen.

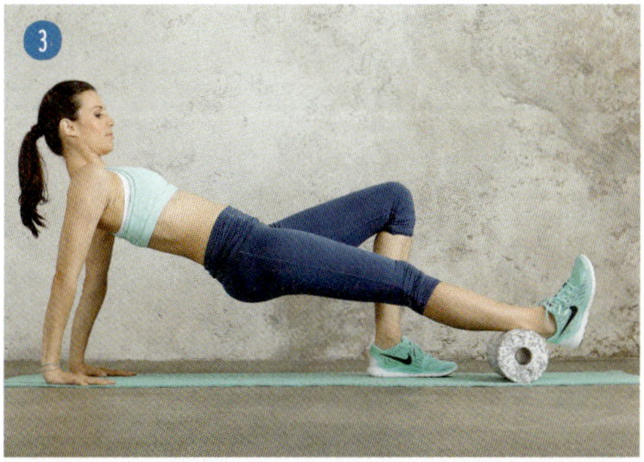
3

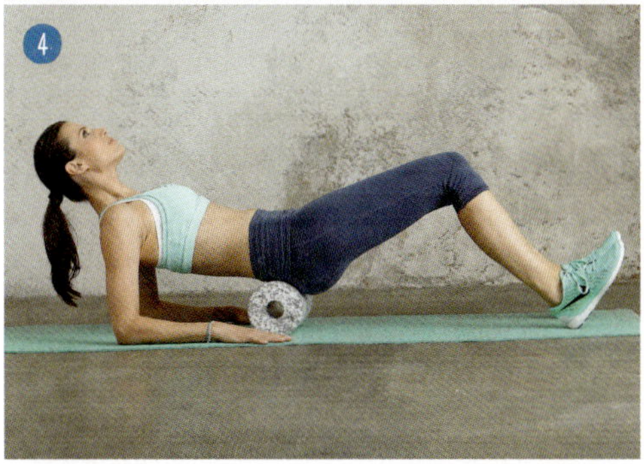
4

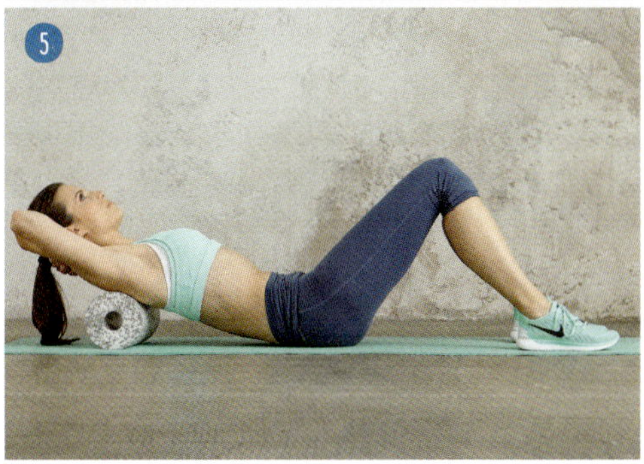
5

HALSWIRBELROLLE

- Platzieren Sie die Rolle auf Ihrer Trainingsmatte in Höhe der Schulterblätter.
- Legen Sie sich in Rückenlage auf die Rolle, die Beine sind angewinkelt.
- Heben Sie nun das Gesäß vom Boden ab.
- Rollen Sie dann Ihre Halswirbelsäule 4- bis 5-mal in einem Bereich von rund zehn Zentimetern auf und ab. 1

Tipp: Wenn Sie einen Covemo verwenden, können Sie die einzelnen Spannungspunkte an der Halswirbelsäule mithilfe der »Fingertips« auf der Rolle zusätzlich lösen. Das geht folgendermaßen:

- Legen Sie das Gesäß ganz locker wieder ab und bleiben Sie mit der Halswirbelsäule wie auf einem Nackenkissen noch etwas liegen. Spüren Sie durch leichtes Rollen die Spannungspunkte auf.
- Dabei können Sie nach Bedarf entweder punktuell auf den verspannten Faszienzügen bleiben oder durch minimale Bewegungen des Kopfes nach oben und unten rollen oder nach links und rechts.
- Fahren Sie auf diese Weise fort, solange es Ihnen guttut.

BAUCHMUSKELTRAINER

- Begeben Sie sich auf Ihrer Trainingsmatte in die Bauchlage. Die Rolle liegt wenige Zentimeter oberhalb des Schambeins.
- Mit den nach vorn gerichteten Händen stützen Sie sich ab, um den Druck der Rolle auf die Bauchmuskulatur genauer kontrollieren zu können.
- Rollen Sie nun nach oben bis etwa zur Unterkante der Rippen. Achten Sie dabei darauf, dass Sie nicht über die Rippen hinwegrollen. Der wahrgenommene Druck sollte zudem gemäßigt sein. 2
- Rollen Sie auf diese Weise rund 10-mal auf und ab.

1

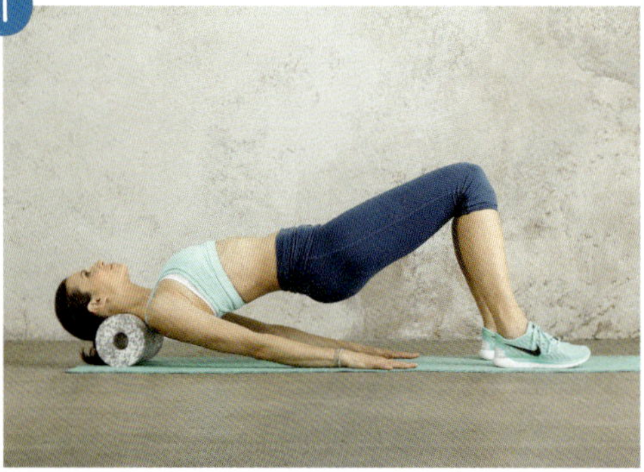

2

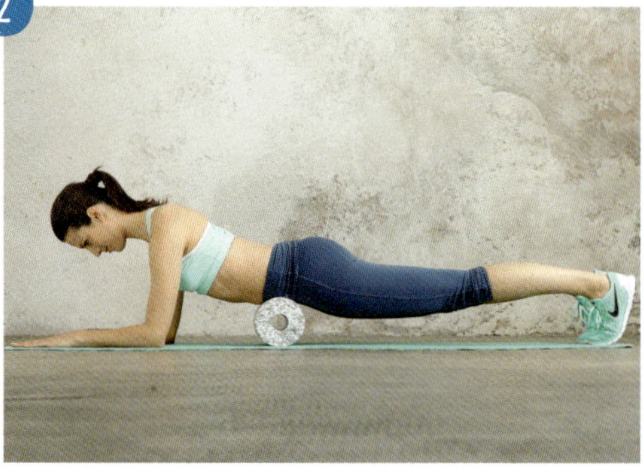

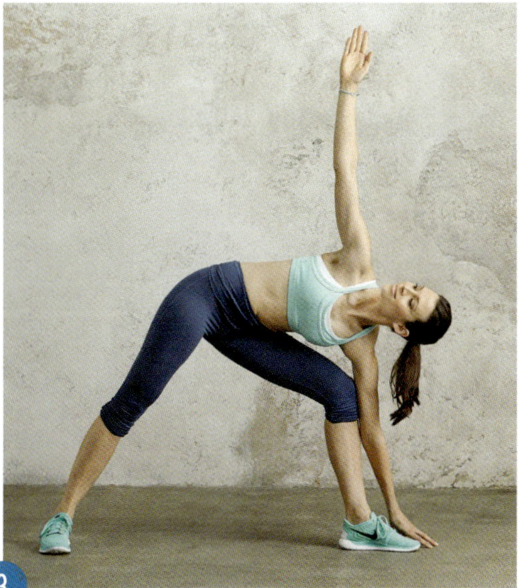

3

Tipp: Sie können die linke Hand auch auf einem Hocker oder dem Oberschenkel des vorderen Beins ablegen.

UNTERARMSTÜTZ MIT DREHUNG

- Gehen Sie in den Unterarmstütz. Achten Sie darauf, dass die Ellbogen senkrecht unter Ihren Schultern positioniert sind.
- Sobald Sie sich gut stabilisiert haben, strecken Sie einen Arm nach oben und versuchen dann, ihn etwas nach hinten zu führen, um den Rumpf leicht zu drehen. 4
- Verstärken können Sie die Dehnung, indem Sie das obere Bein ebenfalls anheben und versuchen, Arm und Bein über dem Körper zueinanderzubewegen.
- Halten Sie die Position 3 Atemzüge lang, dann kommen Sie zurück in die Ausgangsstellung und wechseln die Seite.

DREIECKSPOSITION

- Gehen Sie in die Schrittstellung und neigen Sie den Oberkörper nach vorn. Den Arm auf der Seite des vorderen Beins strecken Sie nach unten zum Fuß. Legen Sie die Hand an der Außenseite des Fußes am Boden ab. Der Ellbogen ist gestreckt.
- Drehen Sie nun den Oberkörper so weit nach oben auf, dass der andere Arm nach oben zeigt und linker und rechter Arm eine durchgehende gerade Linie bilden.
- Drehen Sie Ihren Kopf so, dass Sie zur oberen Hand schauen. 3
- Halten Sie die Position 3 Atemzüge lang, dann kommen Sie zurück in die Ausgangsposition und wechseln die Seite.

4

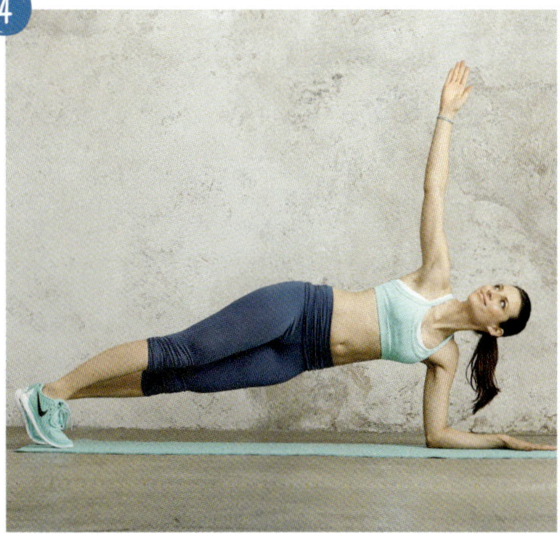

DIE ARMLINIEN TRAINIEREN

Für diese Übungen legen Sie sich Faszienrolle und Ball bereit.

DAUMENDRÜCKEN

- Massieren Sie auf beiden Seiten Ihren Daumenballen zwischen Zeigefinger und Daumen der anderen Hand in leicht kreisenden Bewegungen. 1
- Fahren Sie so lange damit fort, wie es Ihnen guttut und bis sich Verspannungen etwas lösen.
- Alternativ können Sie den Daumenballen mit der Schmerzstelle auf Rolle oder Ball legen, mit der anderen Hand den Druck darauf verstärken und etwas hin- und herrollen, um die Faszien freizuarbeiten.

TISCHROLLER

- Nachdem Sie die Daumen freigearbeitet haben, können Sie nun auch die Unterarme behandeln. Dazu setzen Sie sich an einen Tisch, platzieren darauf Rolle oder Ball und darauf Ihren Unterarm. Mit dem anderen Arm können Sie den Druck etwas verstärken. 2
- Bewegen Sie den Unterarm über die Rolle, um Spannungen zu lösen. An Schmerzpunkten verweilen Sie ein wenig und machen kleine Rollbewegungen. Anschließend die Seite wechseln.

1

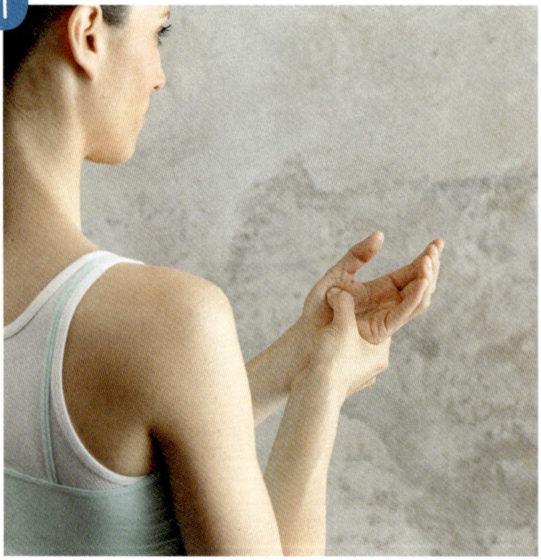

2

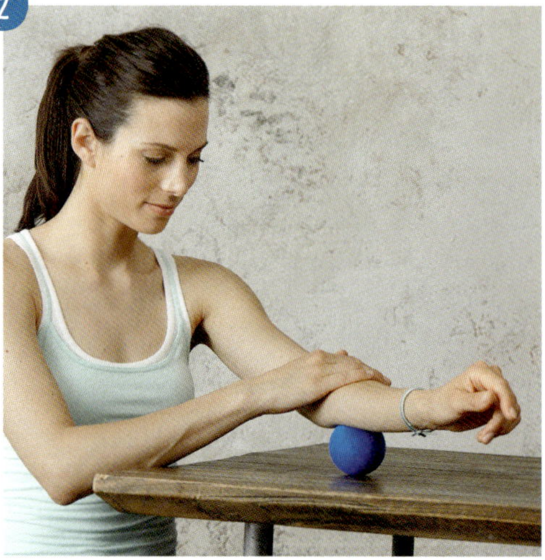

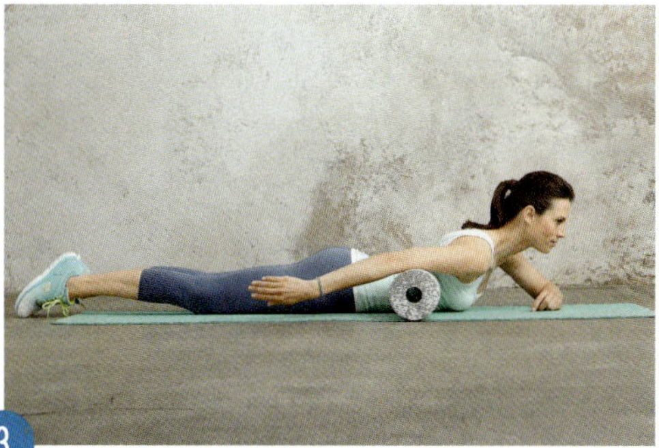
3

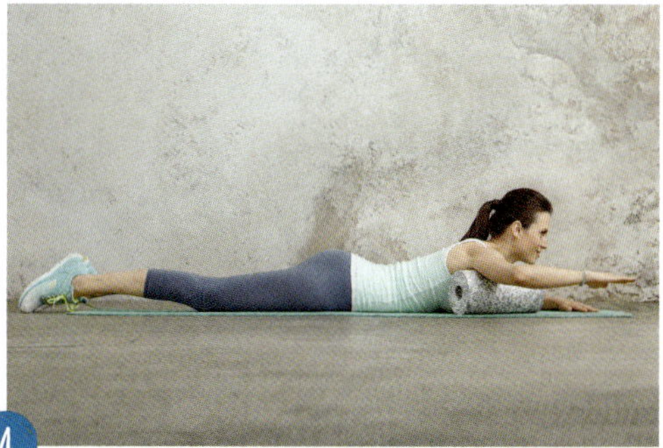
4

OBERARME AUSROLLEN

- Begeben Sie sich auf Ihrer Trainingsmatte in die Bauchlage. Platzieren Sie die Faszienrolle etwas oberhalb der Ellenbeuge einer Seite.
- Stützen Sie den anderen Arm vor dem Körper auf und drücken Sie den Oberkörper damit etwas nach oben. Rollen Sie nun die vordere Linie des Oberarms bis nach oben zur Schulter aus, dann geht es wieder zurück. 3
- Nach 8- bis 10-mal Auf-und-ab-Rollen legen Sie die Faszienrolle unter den anderen Arm und wiederholen den Ablauf nun auf dieser Seite.

OBERARMINNENSEITEN ROLLEN

- Begeben Sie sich auf Ihrer Trainingsmatte in die Bauchlage. Die Rolle positionieren Sie schräg unter einer Ihrer Achseln.
- Beide Arme sind nach vorn gestreckt: Der Arm, der auf der Rolle liegt, ist in der Luft, mit dem anderen stützen Sie sich etwas am Boden ab. Rollen Sie dann die Oberarminnenseite ganz leicht über die Rolle in Richtung der Brustmuskulatur. 4
  10-mal, dann Seitenwechsel.

Wichtig: Frauen sollten wegen des empfindlichen Gewebes der Brüste besonders darauf achten, dass sie nur in den Ansatz der Brustmuskulatur hineinarbeiten.

INFO

WIEDERHOLER

Gelegentlich finden Sie in diesem Buch Übungen wieder, die Sie vom Übungsprogramm für eine andere Faszienlinie bereits kennen. Das liegt daran, dass keine Linie isoliert arbeitet und es zahlreiche Verknüpfungen gibt – wo diese besonders intensiv sind, erreichen Sie die unterschiedlichen Faszien mit derselben Übung.

ULNARIS-DEHNUNG

- Diese Übung können Sie im Stehen oder im Sitzen durchführen.
- Heben Sie die gestreckten Arme bis auf Schulterhöhe an. Beugen Sie nun die Ellbogen so weit es geht, sodass die Fingerspitzen zu den Ohren zeigen.
- Dann drehen Sie die Handflächen so, dass die Fingerspitzen nach hinten zeigen. Jetzt schieben Sie die Ellbogen noch einmal so weit es geht nach oben, um erneut eine maximale Spannung auf diese Armlinien zu bringen. Der Zug sollte auf der Innenfläche des Arms zu spüren sein. (1)
- Halten Sie die Position 5 Atemzüge lang.

WANDSTÜTZ

- Stellen Sie sich mit dem Gesicht vor eine Wand und stützen sich mit leicht angewinkelten Ellbogen mit Ihren Handflächen an der Wand ab. Die Hände liegen dabei etwa schulterbreit auseinander.
- Die Beine stehen hüftbreit auseinander, Hüfte, Rumpf und Kopf bilden eine Linie.
- Versuchen Sie das Gewicht gleichmäßig auf die Arme zu verteilen und beugen Sie die Ellbogen langsam, sodass Sie sich der Wand nähern. Den Körper halten Sie stabil, er sollte sich nicht beugen. (2)
- Sobald Sie sich der Wand bis auf wenige Zentimeter genähert haben, strecken Sie in einer Gegenbewegung langsam wieder Ihre Arme durch. Dies sollte Ihnen etwas schwerer fallen.
- Wiederholen Sie diese Übung 8- bis 12-mal.

Variante: Versuchen Sie zwischendurch die Handflächen näher zusammen sowie weiter auseinander zu platzieren. Damit stärken Sie auch weitere Faszienanteile innerhalb der vorderen Armlinie.

1

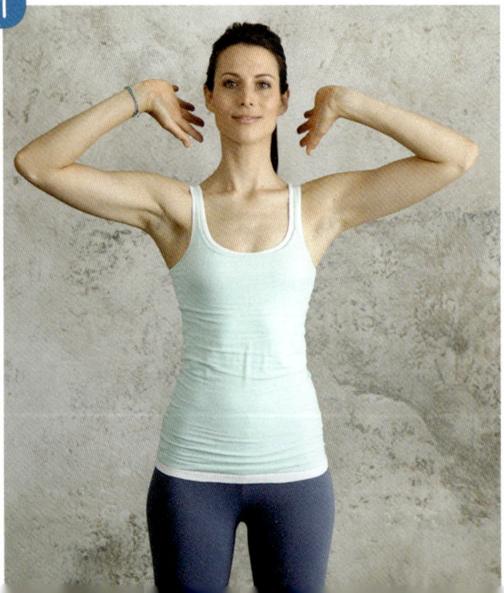

2

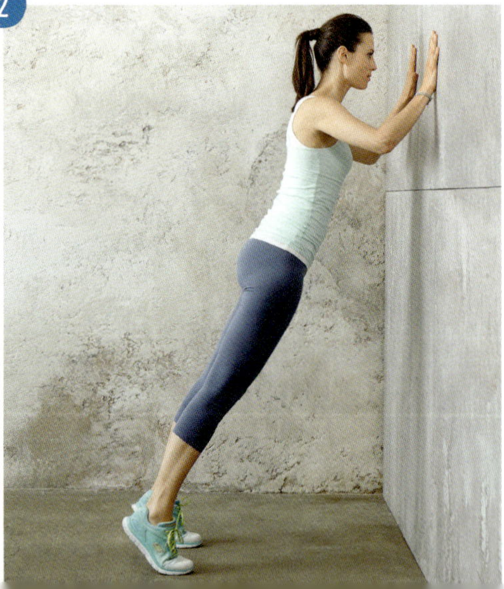

SCHULTERDEHNUNG

- Heben Sie Ihre gestreckten Arme und Hände nach vorn an bis auf Schulterhöhe. Ziehen Sie Ihre Schultern so weit es geht nach vorn und lösen Sie so die Schulterblätter von der Wirbelsäule. So dehnt sich der hintere Bereich zwischen den Schulterblättern gut auf.
- Spüren Sie auf beiden Seiten aufmerksam nach, ob überhaupt eine Dehnung spürbar ist und wie stark diese ist.
- Um die Dehnung zu vertiefen, überkreuzen Sie die Arme nach vorn mit weit vorgezogenen Schultern. (3)
- Halten Sie die Position 5 Atemzüge lang.

BRIDGING

- Begeben Sie sich in den Langsitz mit gestreckten Beinen und stützen Sie sich mit beiden Händen nach hinten ab.
- Versuchen Sie jetzt Ihr Gesäß vom Boden so weit abzuheben, bis Ihre Schultern, Ihr Becken und Ihre Fußknöchel eine gerade Linie bilden. Ihre Beine sind durchgestreckt. (4)
- Halten Sie diese Position 2 tiefe Atemzüge lang und setzen Sie dann langsam wieder Ihr Gesäß ab. Gerade diese langsame Abwärtsbewegung ist wichtig!
- Wiederholen Sie diesen Bewegungsablauf 8- bis 12-mal.

Variante: Sobald Ihre Schultern mit dem Gesäß und den Fußknöcheln eine durchgängige Linie bilden, heben Sie langsam und im Wechsel ein Bein ein paar Zentimeter an. Versuchen Sie dabei, Ihren Rumpf stabil zu halten – die Hüften bleiben auf gleicher Höhe und sollten nicht zur Seite absinken. So werden weitere Faszienanteile der Armrückseite beansprucht.

3

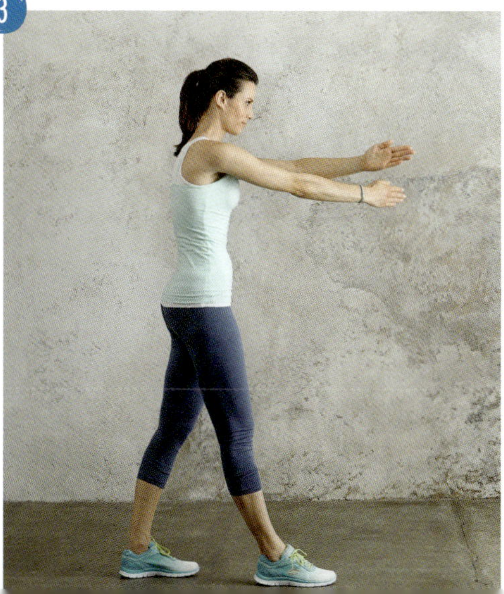

4

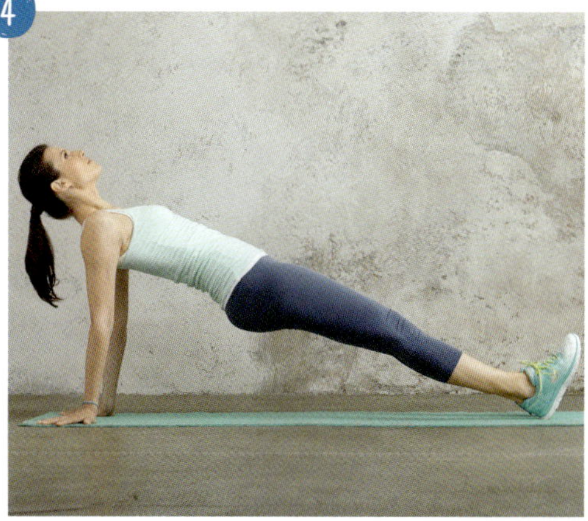

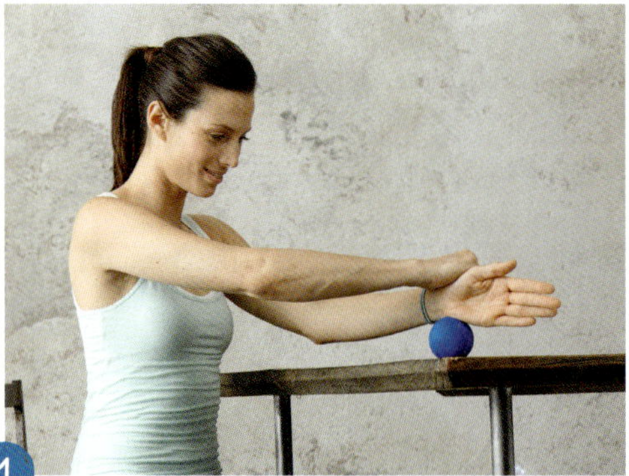

1

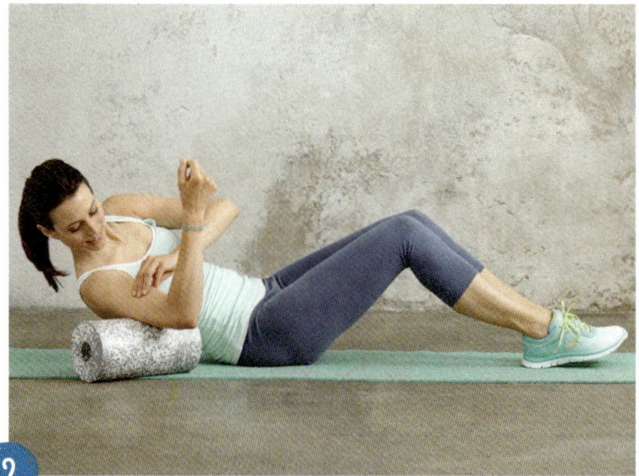

2

RÜCKWÄRTIGE ARMLINIE DEHNEN

- Setzen oder stellen Sie sich an einen Tisch. Platzieren Sie den Ball oder die Rolle darauf. Legen Sie eine Hand mit der Handkante auf die Rolle.
- Halten Sie die Handfläche geöffnet, der Daumen zeigt nach vorn oder nach oben in Richtung Decke. Mit der anderen Hand können Sie den Druck auf die liegende Hand noch verstärken.
- Rollen Sie die Handkante über die Rolle. Verweilen Sie an verspannten oder schmerzenden Stellen und rollen Sie dort mehrere Male ein wenig auf und ab. 1
- Machen Sie die Übung so lange, wie sie Ihnen guttut, und wechseln Sie dann zur anderen Hand.

SEITLICHE ARMLINIE DEHNEN

- Legen Sie sich auf Ihre Trainingsmatte auf den Rücken. Strecken Sie einen Arm, angewinkelt im 90-Grad-Winkel, seitlich aus. Die Hand bildet eine lockere Faust oder die Fingerspitzen zeigen nach oben.
- Platzieren Sie die Rolle auf Ellbogenhöhe. Beugen Sie nun den Ellbogen an.
- Mit der anderen Hand können Sie nun noch etwas zusätzlichen Druck auf den Ellbogen ausüben, indem Sie ihn gegen die Rolle fixieren.
- Rollen Sie den Ellbogen langsam in Richtung Oberarm und Schulterbereich ab. 2
- Rollen Sie auf diese Weise 8- bis 12-mal hin und her und wechseln Sie anschließend die Seite.

SCHULTERBLATTROLLER

- In Rückenlage mit angebeugten Knien platzieren Sie die Rolle schräg zur Wirbelsäule unter einem Schulterblatt.
- Um den Druck zu erhöhen, können Sie Ihre Hände hinter dem Nacken verschränken und die Ellbogen ein wenig in Richtung Decke schieben.
- Rollen Sie das Schulterblatt nach vorn und hinten über die Rolle. 3
- An schmerzenden Stellen verweilen Sie etwas oder machen kleine Bewegungen.
- Machen Sie dies, solange es Ihnen guttut, dann wechseln Sie die Seite.

SCHULTER-WIRBELSÄULE-ROLLE

- Sie liegen in Rückenlage mit angebeugten Knien. Wenn es bequemer ist, können Sie Ihre Hände in den Nacken legen, wobei die Ellbogen auch leicht zur Decke zeigen.
- Rollen Sie nun vom oberen Schulterblattbereich Richtung Brustwirbelsäule. 4
- Machen Sie weiter, solange es Ihnen guttut, dann wechseln Sie die Seite.

Tipp: Mit dem Covemo erreichen Sie auch tiefer gelegene Schichten sehr gut.

NICKEN

- In Rückenlage platzieren Sie die Rolle unter der Halswirbelsäule, dort, wo sich schmerzende Punkte befinden.
- Drehen Sie den Kopf hin und her. Machen Sie kleine Nickbewegungen. 5
- Tun Sie dies, solange es Ihnen guttut.

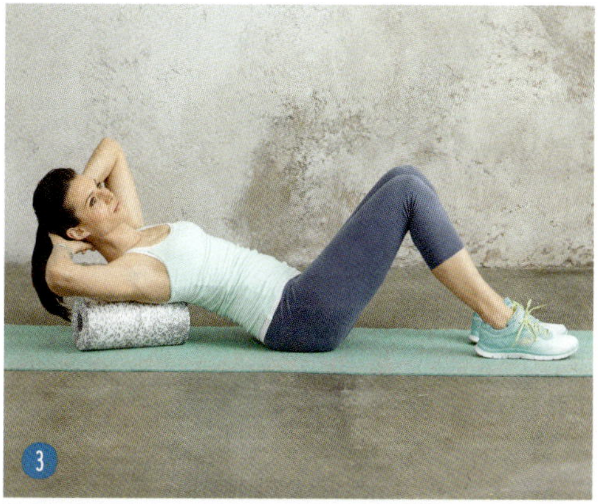
3

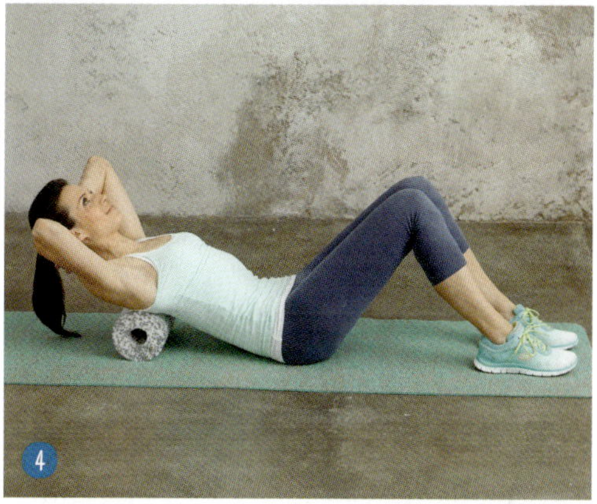
4

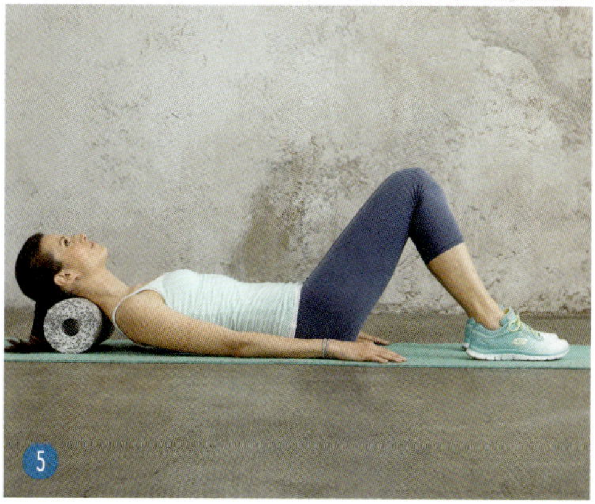
5

DIE FUNKTIONELLEN LINIEN TRAINIEREN

Machen Sie ergänzend hierzu für die Fußrückseite die Übung von Seite 63 rechts und für die Beinrückseiten die von Seite 60 rechts.

ADDUKTOREN-ROLLE

- Um die Adduktoren, also die Innenseiten der Oberschenkelmuskulatur, zu behandeln, legen Sie sich auf Ihrer Trainingsmatte auf den Bauch.
- Winkeln Sie das Bein, mit dem Sie beginnen möchten, nach außen an. Die Rolle positionieren Sie in Höhe des Knies und rollen dann so nah wie möglich in die Innenseite des Beckens ab, indem Sie ein wenig das Körpergewicht zu der Seite verlagern. 1
- Bleiben Sie 5 Atemzüge in dieser Position, dann wechseln Sie die Seite.

HAIFISCH

- Setzen Sie sich aufrecht hin oder begeben Sie sich auf Ihrer Trainingsmatte auf den Rücken.
- Legen Sie beide Handballen auf Höhe des Kiefergelenks – dort, wo Sie die Muskulatur am meisten spüren, wenn Sie die Backenzähne fest zusammenbeißen.
- Üben Sie nun mit beiden Händen nach innen Druck aus, als ob Sie den Kopf zwischen den Händen »zerdrücken« wollten, und öffnen Sie dann ganz langsam und in einer ganz kleinen Bewegungsamplitude 8- bis 12-mal den Mund. 2

1

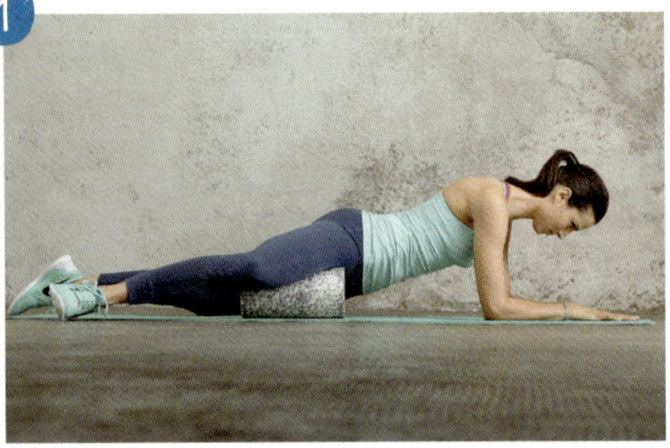

2

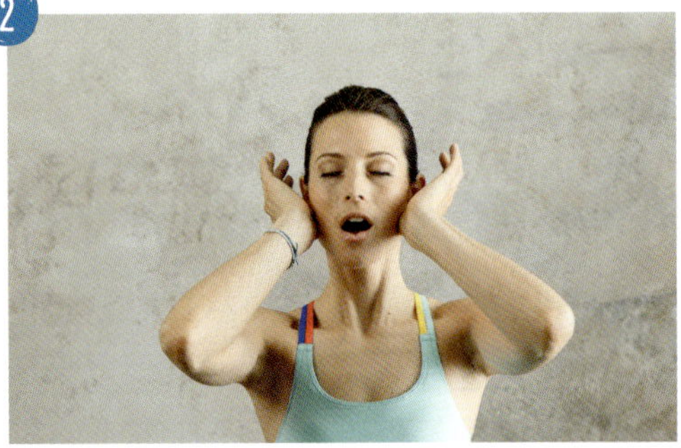

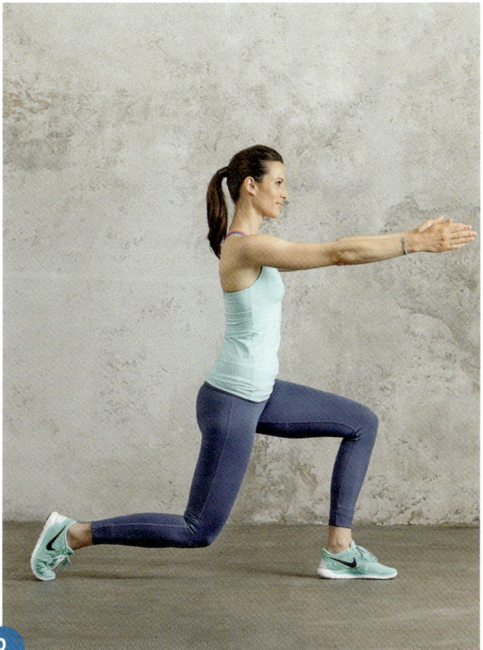

3

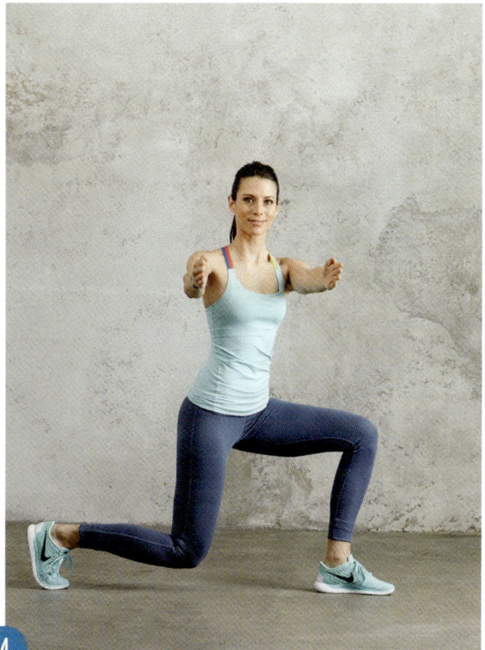

4

GANZKÖRPERDREHUNG

- Machen Sie einen großen Ausfallschritt mit dem linken Bein vorn und dem rechten weit hinten.
- Verlagern Sie Ihr Gewicht nun auf das linke Bein und kommen Sie stärker in die Beugung, bis das Knie über der linken Fußspitze steht.
- Das hintere Bein beugen Sie so weit an, dass sich das rechte Knie etwa auf Höhe der rechten Hüfte befindet.
- Stellen Sie Ihren rechten Fuß auf die Zehenspitzen. Dabei bildet das rechte Knie in etwa einen 90-Grad-Winkel. Der Oberkörper ist aufgerichtet. 3
- Versuchen Sie nun Ihren Oberkörper von links nach rechts zu drehen. Um sich zu stabilisieren, können Sie zu Beginn auch die Arme nach vorn ausstrecken. 4
- Wenn Sie dies gut und ohne aus dem Gleichgewicht zu kommen durchführen können, wenden Sie sich zur rechten Seite.
- Machen Sie die Drehung 5-mal pro Seite.
- Kommen Sie nun in die umgekehrte Schrittstellung und wiederholen Sie die Übung entsprechend.

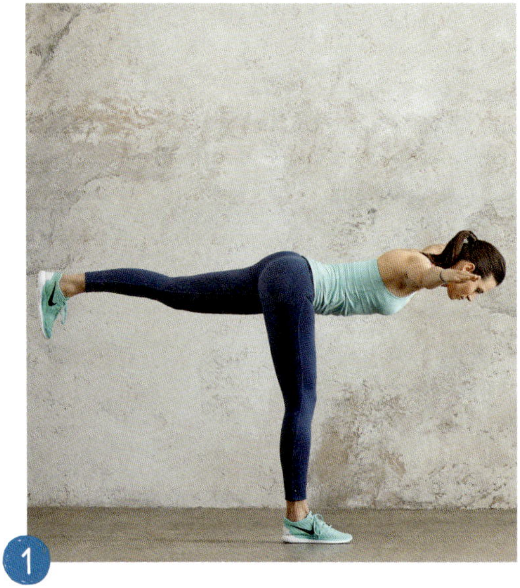

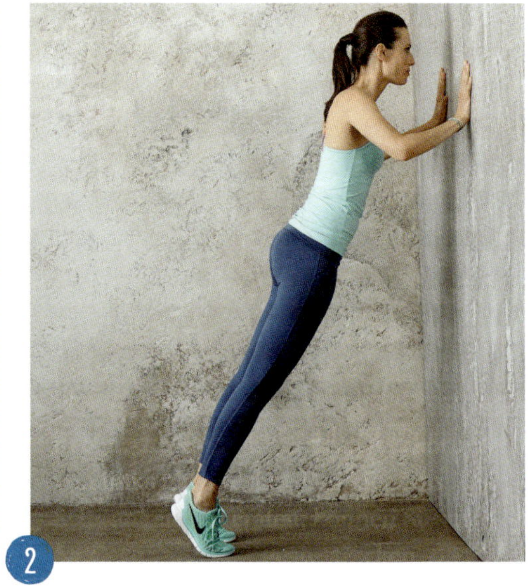

FLAMINGO

- Gehen Sie in den Einbeinstand, am besten mit dem Bein, auf dem Ihnen dies am leichtesten fällt. Beugen Sie nun leicht das Knie, Ihr Oberkörper bleibt dabei gerade. Das andere Bein halten Sie leicht nach hinten und oben.
- Beugen Sie nun Ihren Oberkörper mit geradem Rücken nach vorn und heben Sie das hintere Bein dabei etwas stärker an. Um sich auszubalancieren, können Sie Ihre Arme seitlich ausstrecken. In der Endposition sollten Kopf, Rücken, Becken und das hintere Bein eine Linie ergeben. Halten Sie die Position für 2 bis 3 Atemzüge. 1
- Wechseln Sie das Bein und wiederholen Sie die Übung zur anderen Seite.

Tipp: Diese Übung erfordert bereits ein gutes Zusammenspiel der einzelnen Faszienbahnen der funktionellen Linie. Wenn sie nicht gleich gelingt, trainieren Sie zunächst mit den anderen Übungen weiter.

DYNAMISCHER ARMSTÜTZ

- Begeben Sie sich vor einer Wand in die Position für den Wandstütz (siehe Seite 98). Führen Sie wie dort beschrieben 3 bis 4 Wiederholungen zum Aufwärmen durch.
- Versuchen Sie nun, sobald Ihre Ellbogen gebeugt sind, sich leicht von der Wand wegzustoßen. Dabei lösen sich auch Ihre Handflächen von der Wand. 2
- Versuchen Sie sich zügig 6- bis 8-mal nacheinander von der Wand abzustoßen.

DIE TIEFE FRONTALLINIE TRAINIEREN

Machen Sie diese beiden wichtigen Übungen regelmäßig und mit voller Aufmerksamkeit.

BRUSTKORB LOCKERN

- Legen Sie sich auf Ihrer Trainingsmatte auf den Rücken.
- Ziehen Sie Ihr Kinn leicht zum Brustbein und neigen Sie Ihren Kopf nach rechts mit einer gleichzeitigen Rotation der Kinnpartie nach links. Atmen Sie tief ein und aus. 3
- Wiederholen Sie den Bewegungablauf 3- bis 4-mal. Spüren Sie, wie sich die Spannungen im linken inneren Brustkorb lösen.
- Nun wechseln Sie die Seite.

UNTERBAUCH LOCKERN

- Legen Sie sich auf Ihre Matte auf den Rücken und stellen Sie Ihre Beine an.
- Legen Sie Ihre Hände etwas unter den Bauchnabel und umfassen Sie fest den Unterbauchbereich. Atmen Sie langsam aus und ziehen Sie dabei diese Körperpartie in Richtung des Kopfes. Atmen Sie ein und halten Sie mit den Händen die Spannung.
- Versuchen Sie nun langsam die Beine bis zu dem Punkt auszustrecken, an dem Sie eine gute Dehnung der tiefen Unterbauchfaszie spüren. Hier halten Sie inne und atmen 2- bis 3-mal tief ein und aus. Die Atmung hilft Ihnen dabei, diesen Bereich von innen heraus zu mobilisieren. 4
- Sobald sich das Dehngefühl leicht gelöst hat, bringen Sie mit dem Ausatmen die Beine weiter in die Streckung, bis Sie am nächsten Dehnungspunkt anhalten.
- Führen Sie diese Übung so lange durch, bis Ihre Beine ganz gestreckt sind.

3

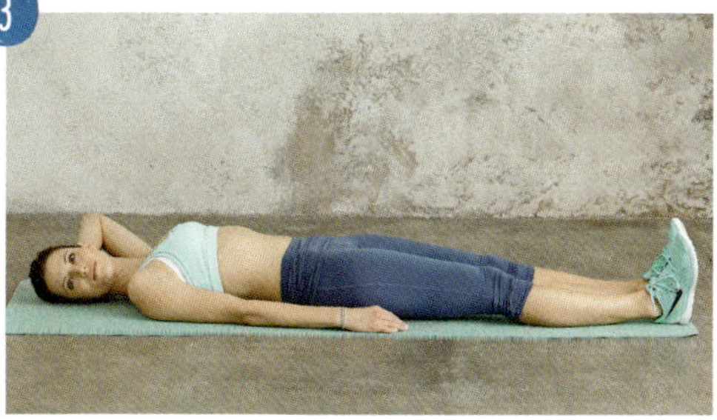

4

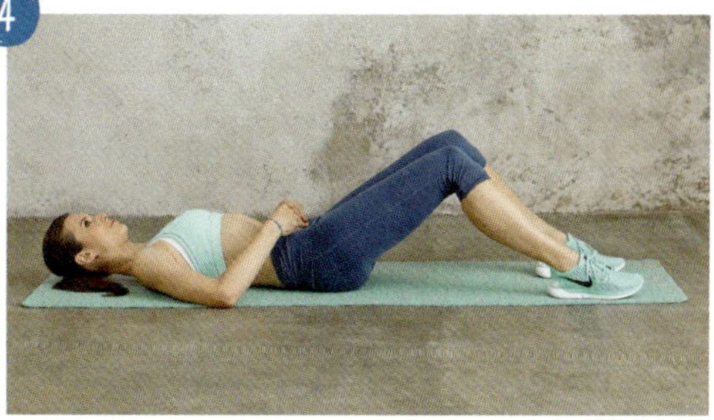

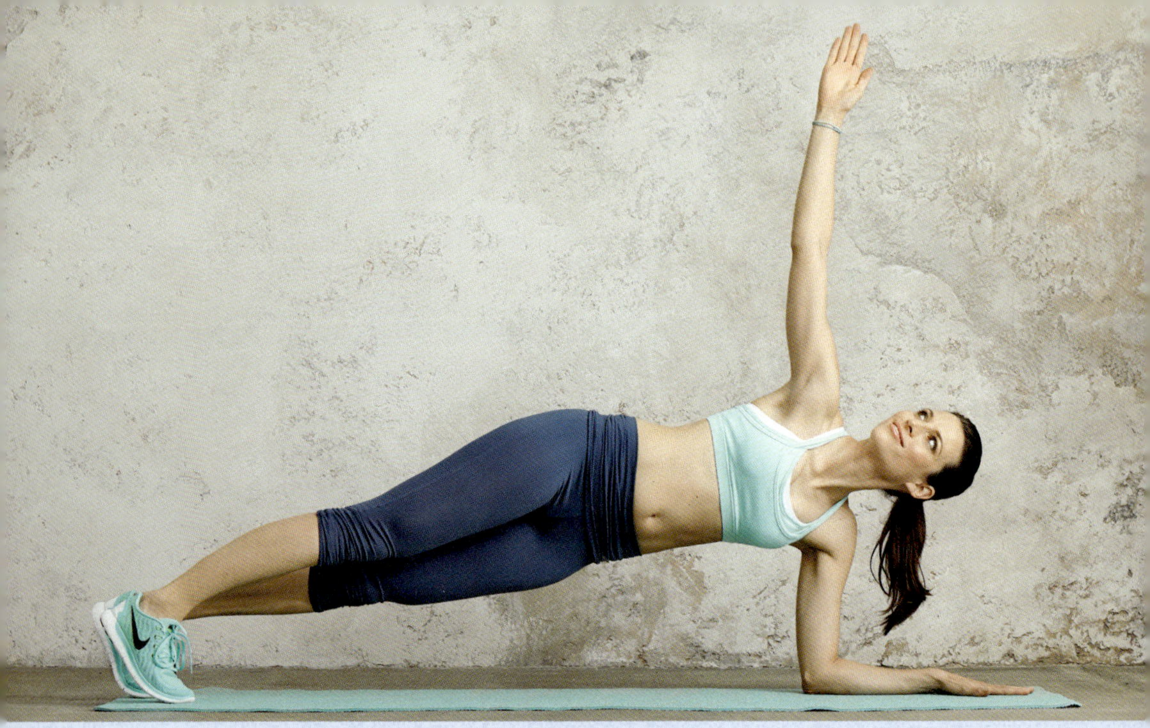

KOMPAKTPROGRAMME

Die folgenden kleinen Rundumprogramme sind bestens für einen guten Einstieg geeignet, wenn Ihnen beim Test mehrere Faszienbahnen Probleme gemacht haben. Zudem stellen sie praktische kleine Übungseinheiten dar: für Tage, an denen Sie nicht so viel Zeit haben und das Training »in einem Aufwasch« gehen muss. Dafür haben wir auf den folgenden Seiten jeweils vier Übungen aus dem vorangegangenen Übungsteil zusammengestellt, mit denen Sie alle Faszienbahnen erreichen. Warm-up auch hier nicht vergessen! Führen Sie die Übungen im Sinne eines Zirkeltrainings mit jeweils insgesamt drei Durchgängen durch. Machen Sie zwischen den einzelnen Übungen und Durchgängen kurze Pausen und atmen Sie dabei bewusst tief durch, um sich auf die nächste Übung einzustellen. Faszientraining ist immer auch Achtsamkeitstraining!

FÜR SCHULTERN UND ARME

Mit diesen Übungen lockern Sie in kurzer Zeit Ihre Schulterpartie: perfekt für den Büroalltag!

1. BRUSTWIRBEL AUSROLLEN

Übungsanleitung ▸ **siehe Seite 79**. Wiederholungen: 10.

2. ARMSCHWÜNGE VOR UND ZURÜCK

Sie können hierzu kleine Gewichte verwenden, etwa kleine Wasserflaschen, die mit 200 ml Wasser gefüllt sind. Übungsanleitung ▸ **siehe Seite 70**. Dauer: 20 Sekunden.

3. DYNAMISCHER ARMSTÜTZ

Übungsanleitung ▸ **siehe Seite 104**. Wiederholungen: 10.

4. OBERARME AUSROLLEN

Übungsanleitung ▸ **siehe Seite 97**. Wiederholungen pro Seite: 5.

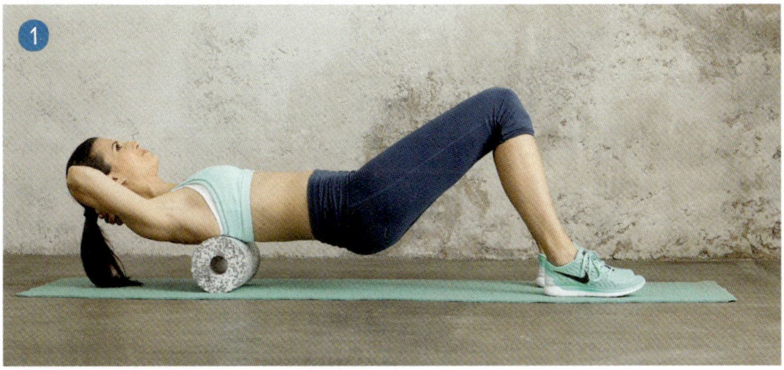

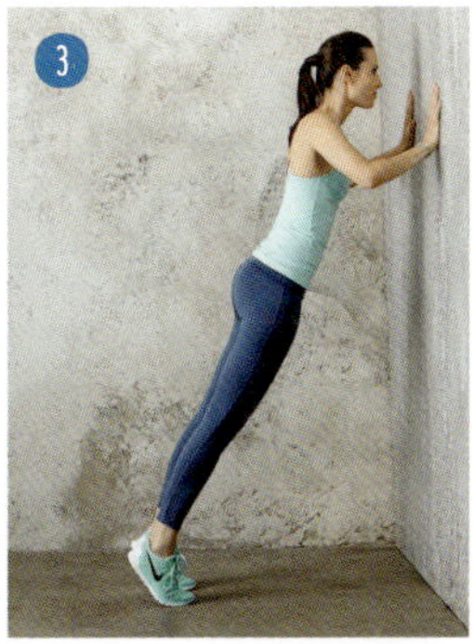

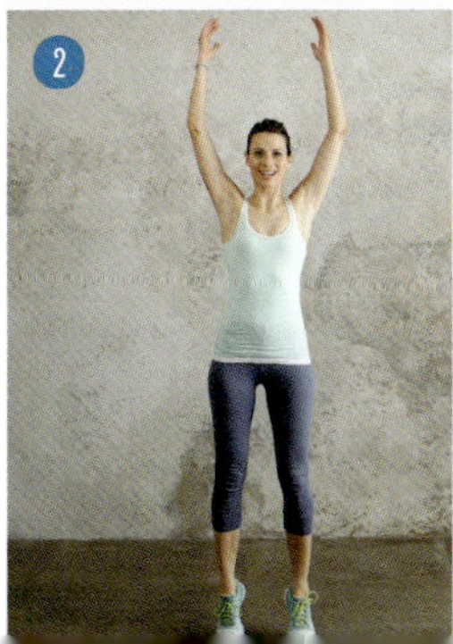

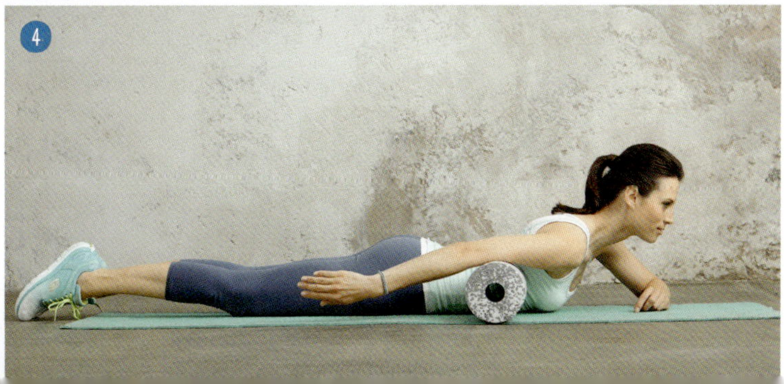

FÜR BEINE UND KNIE

Diese Übungen sind besonders wohltuend nach längerem Sitzen, etwa im Auto oder am Arbeitsplatz.

1. FUSS-BALL

Übungsanleitung ▸ **siehe Seite 78**. Wiederholungen pro Fuß: 10.

2. BEINSCHWÜNGE VOR UND ZURÜCK

Übungsanleitung ▸ **siehe Seite 70**. Wiederholungen pro Bein und Übung: 10.

3. AUSFALLSCHRITT MIT OBERKÖRPERDREHUNG

Übungsanleitung ▸ **siehe Seite 72**. Wiederholungen je Seite: 5.

4. OBERSCHENKELDEHNUNG

Übungsanleitung ▸ **siehe Seite 86**. Wiederholungen je Seite: 5.

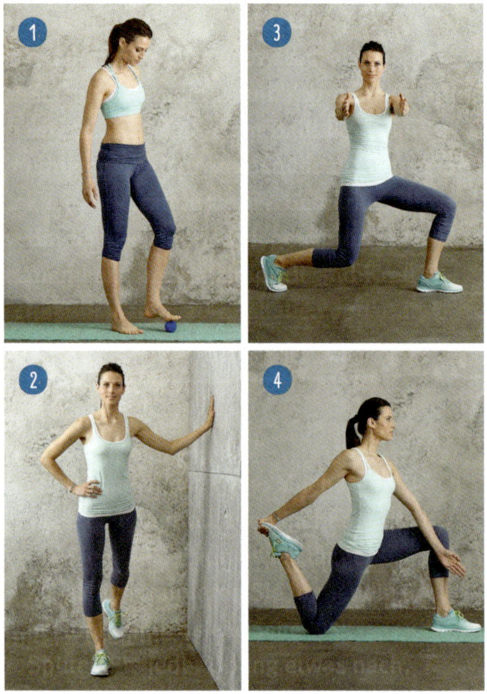

FÜR DEN RÜCKEN

Mit diesem kleinen Übungsprogramm stärken Sie sich bei Bedarf den Rücken und lockern ihn.

1. BRUSTWIRBEL AUSROLLEN

Übungsanleitung ▸ **siehe Seite 79**. Wiederholungen: 8.

2. SEITLICHE ARMSCHWÜNGE

Übungsanleitung ▸ **siehe Seite 70**. Wiederholungen: 10.

3. UNTERARMSTÜTZ MIT DREHUNG

Übungsanleitung ▸ **siehe Seite 95**. Wiederholungen pro Seite: 5.

4. BÄRENSTAND

Übungsanleitung ▸ **siehe Seite 83**. Wiederholungen: 4.

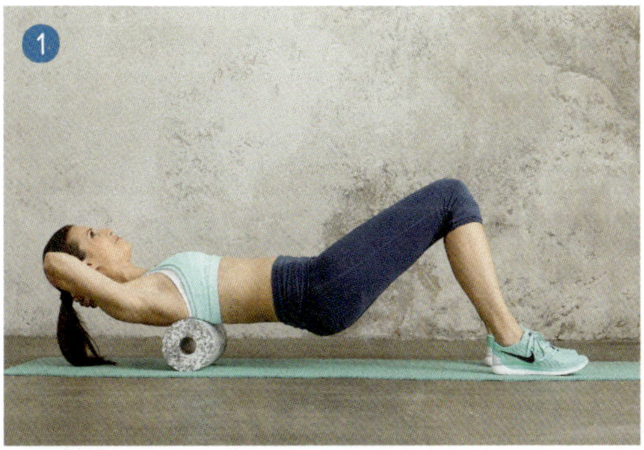

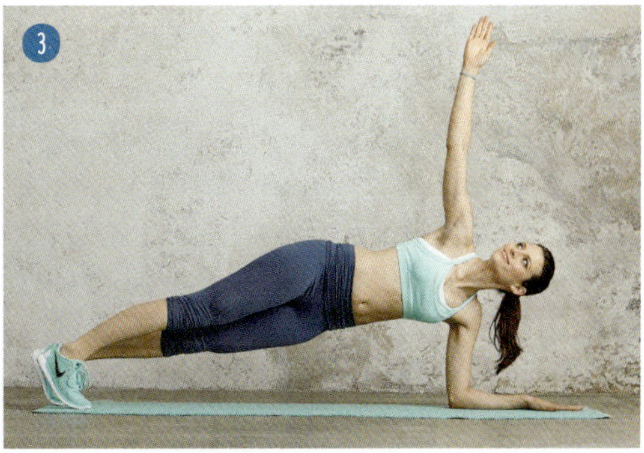

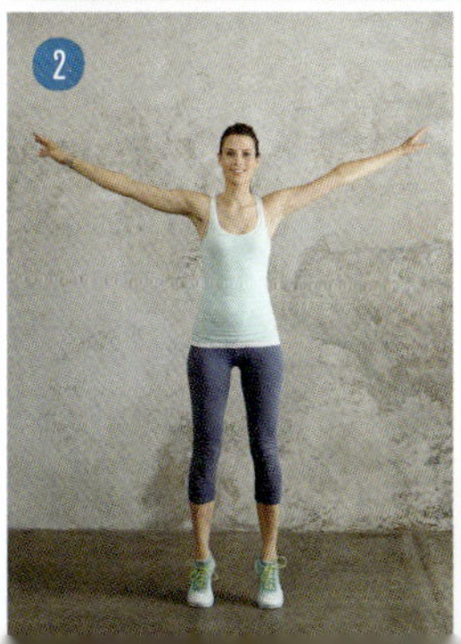

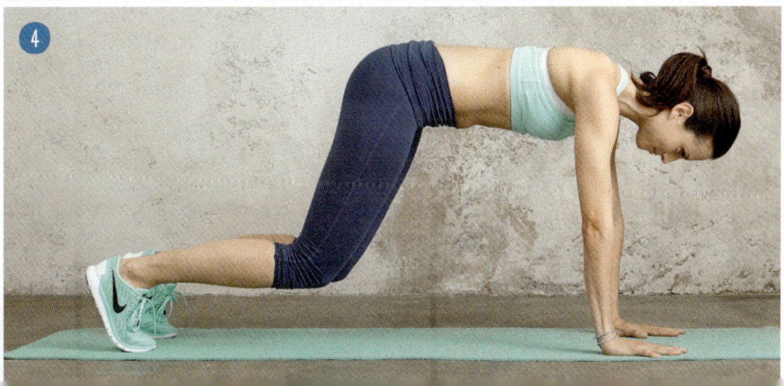

FÜR DEN GANZEN KÖRPER

Auch an stressigen Tagen ist Zeit für dieses kleine Ganzkörperprogramm. Zusammen mit dem Warm-up auch gut geeignet als Start in den Tag!

1. TRAKTOR

Übungsanleitung ▸ **siehe Seite 89**. Wiederholungen pro Seite: 10.

2., 3. ARM- UND BEINSCHWÜNGE

Übungsanleitungen ▸ **siehe Seite 70**. Wiederholungen pro Arm und Bein: 10.

4., 5. BRUSTKORB UND UNTERBAUCH LOCKERN

Übungsanleitung ▸ **siehe Seite 105** (beide Übungen). Wiederholungen: jeweils 5.

6. BRIDGING

Übungsanleitung ▸ **siehe Seite 99**. Wiederholungen: 10.

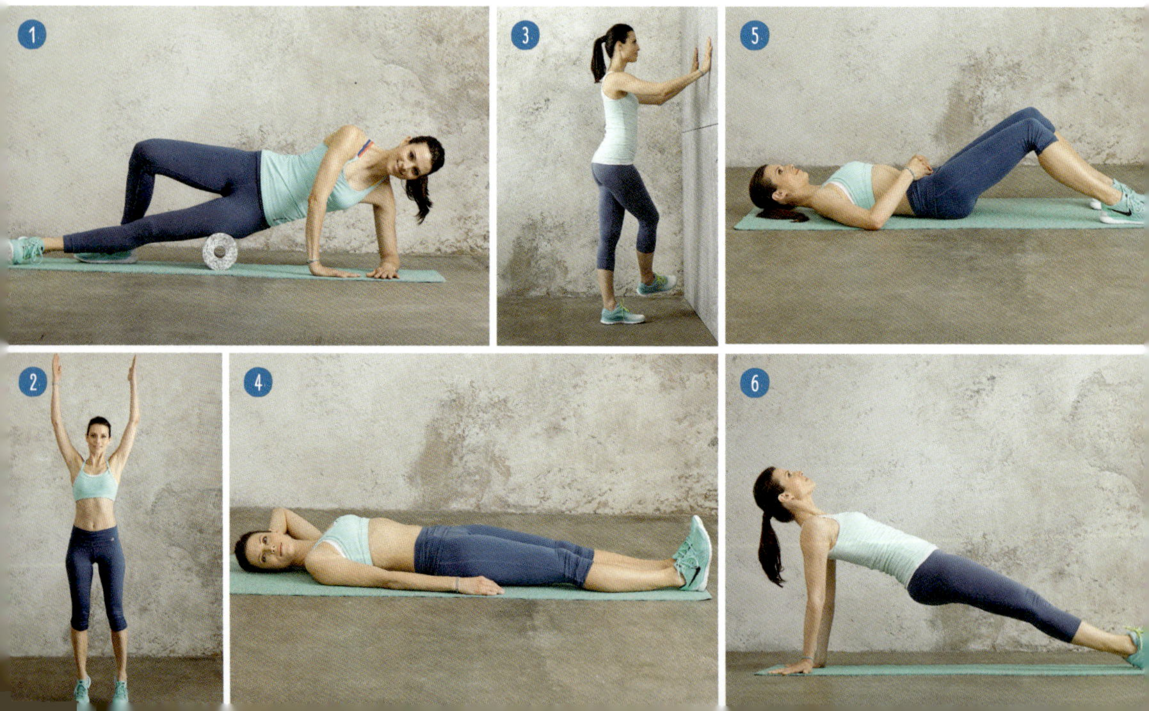

OFT GEFRAGT

Diese Fragen werden uns in Sachen Faszientraining besonders häufig gestellt.

Ich mache regelmäßig Krafttraining. Reicht das nicht aus, sollte ich wirklich zusätzlich die Faszien trainieren?

Ein regelmäßiges, moderates Krafttraining bei langsamer Übungsgeschwindigkeit bringt einen Muskelzuwachs, hat aber kaum Auswirkungen auf die Elastizität der sogenannten kollagenen Strukturen und die Wellenstruktur der Faszien. Das ideale Faszientraining sollte immer aus unterschiedlichen Dehnungen und elastischen Bewegungen bestehen. Weiterhin sollten die Dehnungen in unterschiedlichen Winkeln stattfinden, was beim Krafttraining eher nicht der Fall ist. Verbinden Sie doch Ihr Muskelaufbautraining mit den Faszienübungen, dann entspannen Sie gleichzeitig Ihre Muskeln wohltuend.

Wie sind dynamische Dehnungen ins Faszientraining integriert?

Sehr wirkungsvoll ist es, dynamisches Dehnen und Muskelarbeit in einer Übung zusammen durchzuführen (zum Beispiel im Stehen wippen). Dies regt unsere Fibroblasten dazu an, das so wichtige Wellenkonstrukt wieder richtig anzulegen. Eine Faszienübung, die das dynamische Dehnen in die Arbeit der Muskulatur integriert, ist beispielsweise »Armschwünge« ▸ **siehe Seite 70**.

Ich habe gehört, dass man auch mit Tapes die Faszien günstig beeinflussen kann. Stimmt das?

Das ist richtig. Die sogenannten kinesiologischen Tapes (elastische, selbstklebende Textilstreifen) werden dafür in der Regel mit Spannung auf die Haut aufgebracht. In Verbindung mit Bewegung können sie zum einen die oberflächlichen Faszien direkt positiv beeinflussen, indem sie sie sanft massieren. Zum anderen werden auch die tiefen Faszien erreicht, indem das Taping die Durchblutung der Gewebe verbessert und anatomisch korrekte Bewegungsabläufe unterstützt. Speziell für die Faszien entwickelte Tapeanlagen können dabei besonders gezielt auf die Faszien einwirken. Bei größeren Faszienproblemen kann es daher sinnvoll sein, das Faszientraining mit einem Taping für die entsprechende Körperregion zu verbinden. Ihr Therapeut kann Ihnen das richtige Anlegen zeigen und auf Seite 120 finden Sie einen Buchtipp.

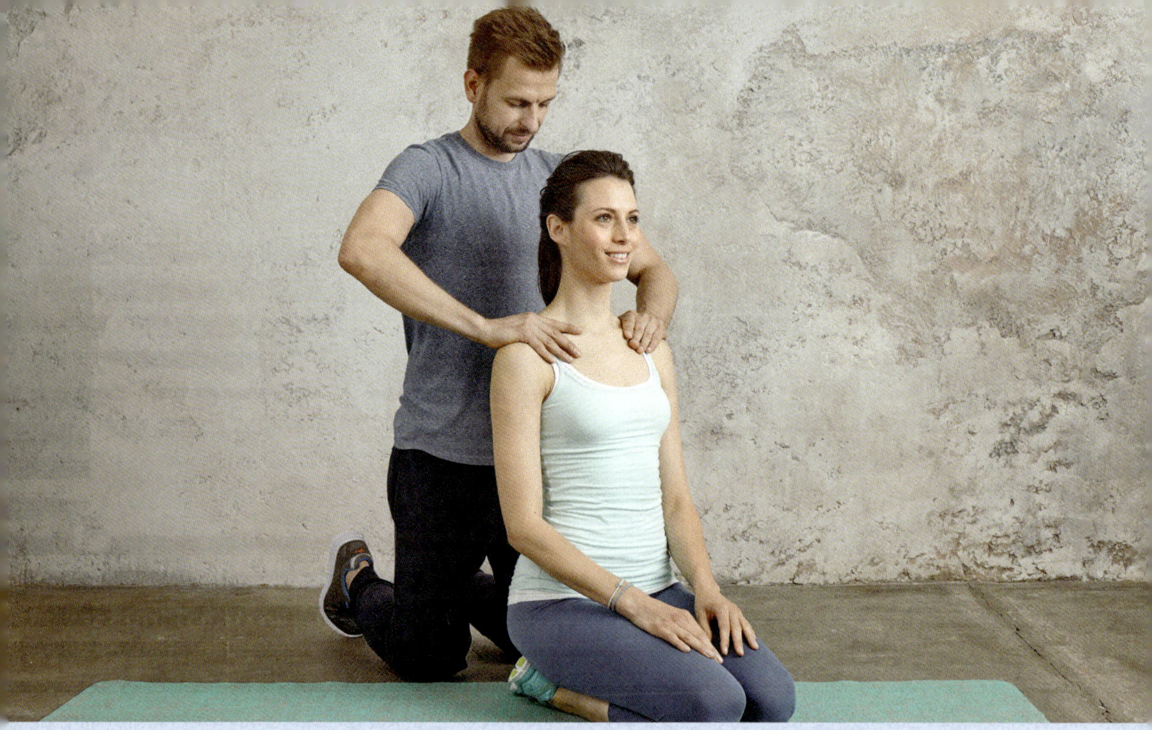

FASZIEN-SPECIALS

Auf den folgenden Seiten finden Sie zum einen Übungen mit »Extra«: Hier wird der Körper gezielt in Schwingungen versetzt, mal mit Partner, mal allein. Warum bei Schwingungen die Faszien in ihrem Element sind, haben Sie auf Seite 22 f. gelesen. Zum Abschluss des Buches folgen auf Seite 117 bis 119 noch einige kleine Übungen und Anregungen für den Alltag, die Sie auch im Büro oder unterwegs jederzeit zwischendurch einbauen können. Unser Alltag bietet schließlich viele Möglichkeiten, das Faszien-system zu pflegen und zu fordern: Jedes Treppenhaus ist eine ideale Trainingsstätte für die Beinfaszien, jeder Türrahmen kann als Fitnessstudio für die Faszien herhalten. Halten Sie die Augen offen! Denn so gut wie überall in Ihrer alltäglichen Umgebung bietet sich die Chance, etwas für geschmeidige Faszien zu tun.

Schwingungen wecken die Faszien auf

Die folgenden Übungen stehen in der Tradition osteopathischer Übungen, die über leichte Schwingungen und Vibrationen den inneren Rhythmus des Körpers aufgreifen ▸ siehe Seite 54. Rhythmische Prozesse sind im Organismus allgegenwärtig. Sie laufen aber nicht nur unwillkürlich ab, sondern können auch ganz bewusst ausgeführt und verstärkt werden.
Aus den Erfahrungen der Massage und Osteopathie ist bekannt, dass Vibrationstherapien und -übungen Ruhe und Entspannung im Körper fördern. Sie sorgen für ein Nachlassen der Muskelspannung, die in unserem hektischen Alltag oft dauerhaft erhöht ist, und bewirken im Sinne der Faszienforschung eine besonders gute Dränage der Grundsubstanz. Das bedeutet, dass Schadstoffe und Verhärtungen, die unser Fasziengewebe altern lassen, gelöst werden ▸ siehe Seite 17.

Eine gute Eigenwahrnehmung entwickeln

Die sensiblen Wahrnehmungsrezeptoren sind in unserem Körper wesentlich zahlreicher vorhanden als die motorischen Nerven ▸ siehe Seite 14 und 29. Während Letztere eine immer gleiche, vorhersagbare Reaktion auslösen, ist das Zusammenspiel der Rezeptoren wesentlich komplexer. Um den eigenen Körper gut wahrzunehmen – die Voraussetzung für geschmeidige Bewegungen und eine gute Koordinationsfähigkeit –, ist das Fühlen und Spüren sehr wichtig. Dies wird beim Training wie in der Therapie häufig sehr vernachlässigt.

ACHTSAM HINEINSPÜREN

In der Psychologie und Psychotherapie nimmt das Thema Achtsamkeit, also das In-sich-Hineinspüren und die Fokussierung ganz auf den Moment, inzwischen einen großen Raum ein. Auch werden Körper und Geist hierbei zunehmend als Einheit gesehen: Ganze Therapieansätze basieren auf den Prinzipien der Eigenwahrnehmung (Propriozeption, ▸ siehe Seite 15, 29), des Fühlens und Spürens des eigenen Körpers, auf dem Einsatz der Sinne. Über das feinnervige Spüren können Prozesse im Körper beeinflusst und verändert werden.

SCHWINGEN SIE MIT!

Um die nun folgenden effektiven Übungen auszuführen, brauchen Sie Ihre ganze Aufmerksamkeit und Achtsamkeit für den eigenen Körper. Die Schwingungen sollten fein dosiert werden und dürfen nicht unangenehm sein. Wichtig: Die Schwingungen sollen keine großen Ausschläge haben, denken Sie also weniger an ein Pendel als vielmehr an ein leichtes Zittern von Baumblättern im Wind. Beide Partner sollten zudem in den Genuss kommen, sanft in Schwingung versetzt zu werden!

DIE PARTNERÜBUNGEN

Sie tun beiden Partnern gut, denn der helfende Partner trainiert ebenfalls seine koordinativen Fähigkeiten und erlebt ein natürliches Schwingungsmuster.

SCHULTERSCHWINGUNGEN

- Der eine Partner liegt bequem auf dem Rücken, der zweite sitzt oberhalb des Kopfes und legt die Hände auf die Schultern des anderen.
- Dann wird der liegende Partner in leichte Schaukelbewegungen versetzt, indem die Hände abwechselnd den Schulterbereich leicht zusammendrücken und wieder nachlassen. 1
- Fahren Sie 2-mal rund 1 Minute lang fort.

SCHWINGUNGEN ÜBER DIE FÜSSE

- Ein Partner liegt auf dem Rücken, der andere sitzt am Fußende und umgreift mit Fingern und Daumen den Vorfuß, in der Handfläche kommt die Ferse zu liegen.
- Dann werden ganz leichte Schwingungen begonnen, die bis zum Kopf reichen, ihn aber nur so weit einbeziehen, wie es angenehm ist. 2
- Fahren Sie 2-mal rund 1 Minute lang in dieser Weise fort.

1

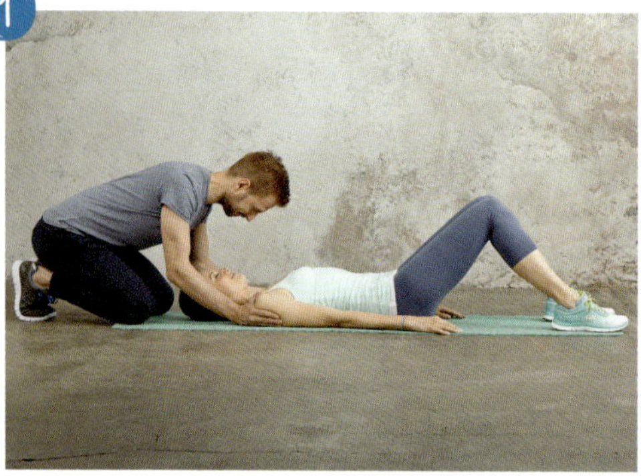

2

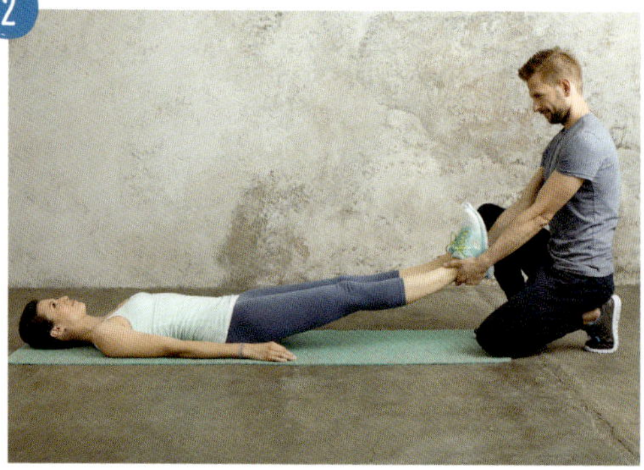

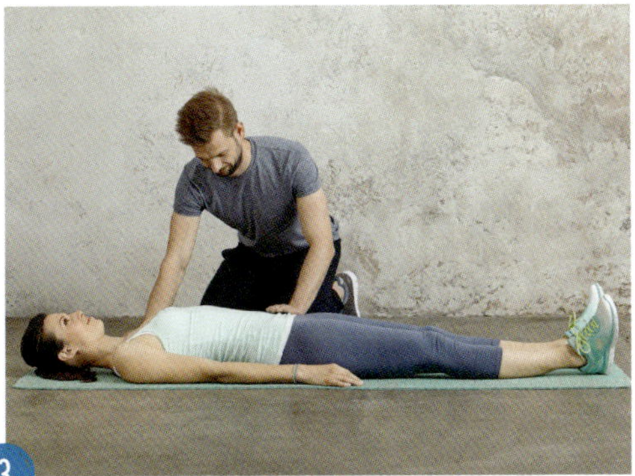
3

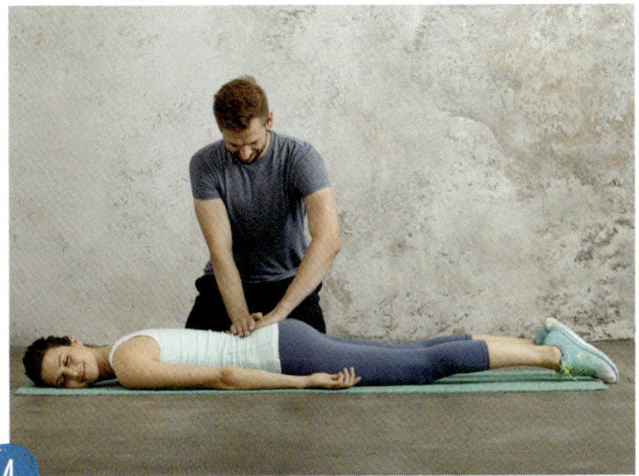
4

ÜBER BECKEN UND SCHULTERN SCHWINGEN

- Ein Partner liegt auf dem Rücken, der andere sitzt an der Seite und legt eine Hand an die Schulter, die andere an das Becken des Liegenden.
- Dann werden kleine Schwingungen über die Hände ausgeführt und der Körper des Liegenden wird quer zur Längsachse in Schwingungen versetzt. 3
- Wenn das gut und gefühlvoll gelingt, können Schulter und Becken versetzt, also im schnellen Wechsel, bewegt werden. Dadurch wird noch eine diagonale Schwingungsebene hinzugefügt.
- Fahren Sie auf jeder Seite rund 1 Minute lang fort.

SCHWINGUNGEN ÜBER DAS KREUZBEIN

- Ein Partner liegt auf dem Bauch, der andere sitzt an der Seite und legt eine Hand in Längsrichtung auf das Kreuzbein des Liegenden, mit den Fingern in Richtung von dessen Kopf.
- Die andere Hand wird um 90 Grad versetzt auf die untere gelegt, um den Halt etwas zu verstärken.
- Nun führt der sitzende Partner leichte Schwingungen zunächst in Längsrichtung aus. 4
- Nach einigen Sekunden wird gewechselt: Die Schwingungen verlaufen nun in Querrichtung.
- Rund 1 Minute pro Körperseite im Wechsel so fortfahren.

SCHWINGUNGSEIGENÜBUNGEN

Auch allein können Sie sich ganz leicht in Schwingung versetzen – ideal für zwischendurch! Machen Sie die Übungen so lange, wie es Ihnen angenehm ist.

ARMSCHWINGUNGEN

- Im Stehen lassen Sie beide Arme locker herabhängen, auch Ihre Schultern sind ganz locker und entspannt.
- Versetzen Sie nun erst den einen, dann den anderen Arm rund 1 Minute lang in leichte, feine Schwingungen. 1

BEINSCHWINGUNGEN

- Im Stehen versetzen Sie jeweils ein Bein 1 Minute lang in leichte Schwingungen. Sie behalten dabei auch mit dem schwingenden Bein leicht den Bodenkontakt. 2
- Später können Sie das schwingende Bein ganz vom Boden lösen.

KÖRPERSCHWINGUNGEN

- Der ganze Körper wird in Schwingungen versetzt, indem man ganz leichte Oben-unten-Bewegungen ausführt, also Schwingungen in der Körperlängsachse vornimmt. Die Verwurzelung der Füße mit dem Boden ist dabei sehr wichtig. Die Kniegelenke sollten leicht gebeugt sein. 3

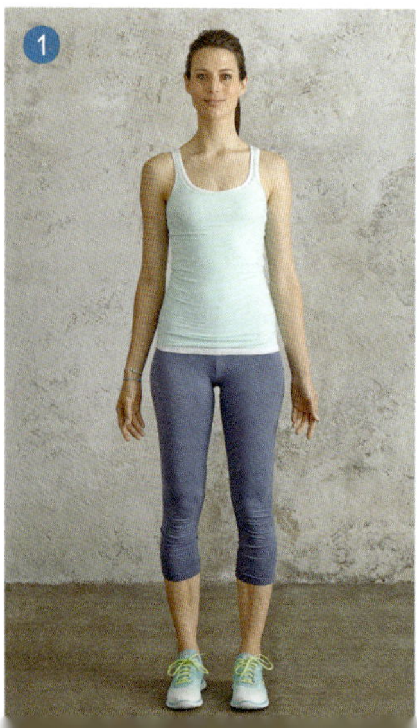

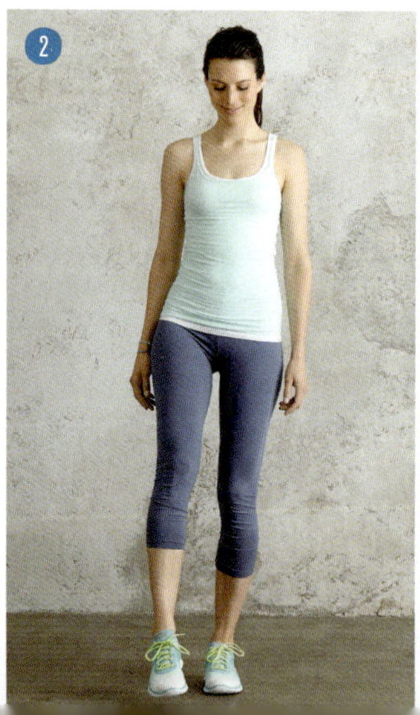

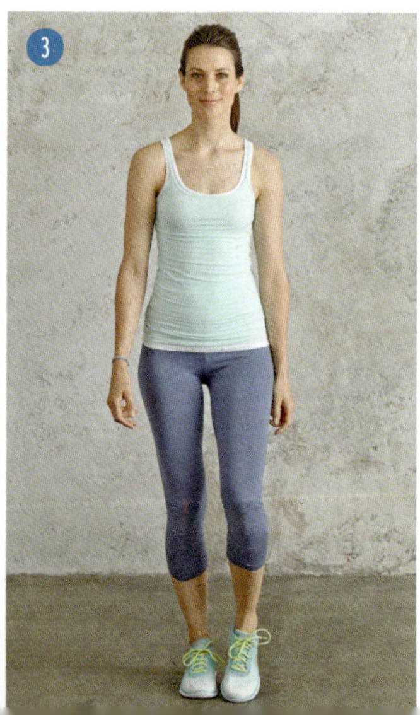

ALLTAGSPROGRAMM

Hier bekommen Sie einige Anregungen, wie Sie im Alltag zwischendurch die Faszien mobilisieren können.

GEHEN UND STEHEN

- Es ist nicht nur wichtig, dass wir uns bewegen, sondern auch, wie! Beobachten Sie genau Ihre Art zu gehen. Setzen Sie Ihren Fuß weich und leicht auf, ohne »Spuren« zu hinterlassen, wie eine Katze? Oder eher bärenhaft, stampfend und mit dem ganzen Fuß auftretend. Wenn Letzteres der Fall ist, dann haben Sie ab jetzt, während des Tages, über tausend Möglichkeiten, aus dem Bär eine Katze zu machen. Denn jeder einzelne Schritt ist ab jetzt für Sie ein Faszientraining.
- Wer den ganzen Tag stehen muss, kann immer wieder die Fußwippe einbauen. Dabei wippt man in einer kleinen Bewegung von der Ferse zum Vorfuß auf die Fußspitze und zurück.
- In Ihrer Nähe ist eine Treppe? Perfekt! Dann stellen Sie sich auf die erste Treppenstufe, Ihre Ferse steht frei über die Kante hinaus und Sie bewegen sich auf die Fußspitze und dann wieder zurück nach unten Richtung Ferse, die Sie dann noch etwas in den Überhang führen können. Wiederholen Sie das 5 mal. 4
- Apropos Treppe: Versuchen Sie doch einmal Treppen zügig und geschmeidig hochzugehen oder eine Stufe mit einem großen Schritt zu »überspringen« oder auch einmal rückwärts hoch- und wieder hinunterzugehen. 4

4

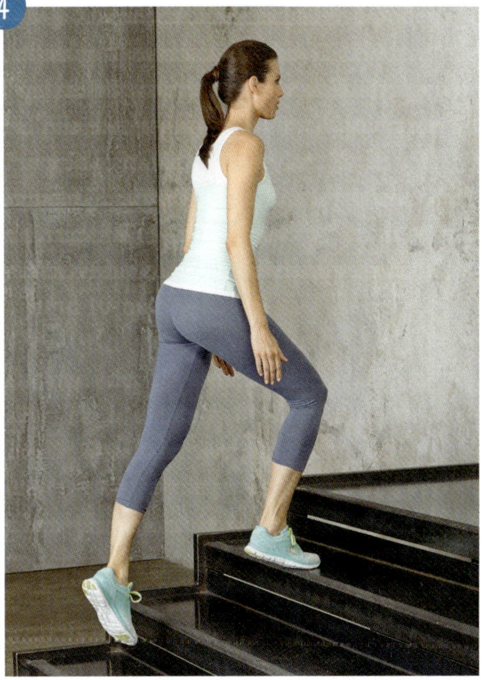

men und einmal mehr in den Bauchbereich. Auch eine leichte Neigung oder Drehung zur Seite verändert sofort die angesprochenen Faseranteile. So nutzen Sie eine Position und können dabei gleich auch die Rumpf- und Rippenpartie mit einbinden. 1

- Zusätzlich ist eine Wand oder auch wieder der Türrahmen perfekt für den dynamischen Armstütz ▸ siehe Seite 104.
- Nutzen Sie dabei wieder verschiedene Winkel, um Ihren Arm aufzusetzen – mehr oder weniger weit nach oben, nach unten sowie vor und hinter dem Körper. Auf diese Weise bleibt die Übung abwechslungsreich und Sie sprechen Ihre Faszien umfassender an.

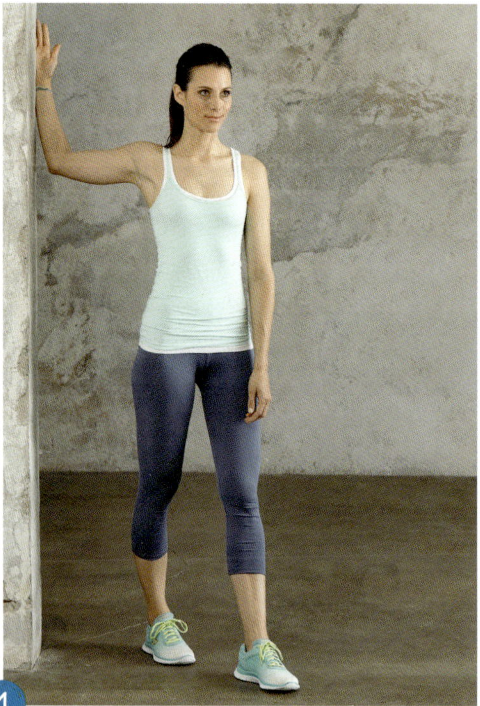

1

DER TÜRRAHMEN: ANHEBEN, ANDEHNEN, FERTIG

Ein perfekter Trainingsort: der Türrahmen. Hier lassen sich schnell alle vorderen Hand-, Arm-, Schulter- und Rumpfpartien dynamisch dehnen.

- Bei jedem Weg im Büro kurz die Arme nach oben, zur Seite ... anheben, andehnen, fertig! Wenn Sie etwas mehr Zeit haben, verbinden Sie doch die Dehnung mit zwei tiefen Atemzügen. Versuchen Sie dabei einmal mehr in den Brustkorb zu at-

INNERE FASZIENDEHNUNG

Wie Sie bereits wissen, umhüllen die Faszien unter anderem unsere einzelnen Muskeln. Sobald wir einen Muskel anspannen, vergrößert sich sein Umfang, was zu einer Dehnung der Faszienumhüllung von innen nach außen führt.

- Um die Faszie effektiv in der Breite zu dehnen, bedarf es einer maximalen Anspannung über mehrere Sekunden: Spannen Sie ohne Bewegung eine Muskelpartie Ihrer Wahl maximal an, sei es an Ober- oder Unterarm, an Ober- oder Unterschenkel …
- Halten Sie die Spannung 6 Sekunden und lösen Sie sie dann langsam wieder.

KLEINES OUTDOORPROGRAMM

- Balancieren Sie mal wieder auf einem Baumstamm, dabei werden zahlreiche kleine und große Muskeln und die mit ihnen verbundenen Faszien angesprochen.
- Beim Barfußlaufen wird die Eigenwahrnehmung (Propriozeption, ▸ **siehe Seite 15, 29**) hervorragend geschult, da die Muskeln sich ständig an die von den Fußsohlen gesandten Informationen anpassen müssen. Also: Raus aus den Schuhen und rauf auf unterschiedliche Untergünde: Sandweg, Pflastersteine, Wiese, Kies …
- Versuchen Sie barfuß im Stehen kleine Dinge mit den Zehen aufzuheben und woanders wieder abzulegen, etwa einen Tannenzapfen oder einen Stein.
- Laufen Sie los und lassen Sie dabei die Arme kreisen: vorwärts, rückwärts, zugleich, gegenläufig …
- Das Fasziennetzwerk wird besonders gut durch abwechslungsreiche Bewegungen und verschiedene Winkelstellungen der Gelenke trainiert und dazu angeregt, neues Kollagen zu bilden. Zum Beispiel, wenn Sie mal wieder ein Klettergerüst erklimmen oder den guten, alten Trimm-dich-Pfad im Stadtwald nutzen. Standorte in Ihrer Nähe finden Sie im Internet unter: www.trimm-dich-pfad.com

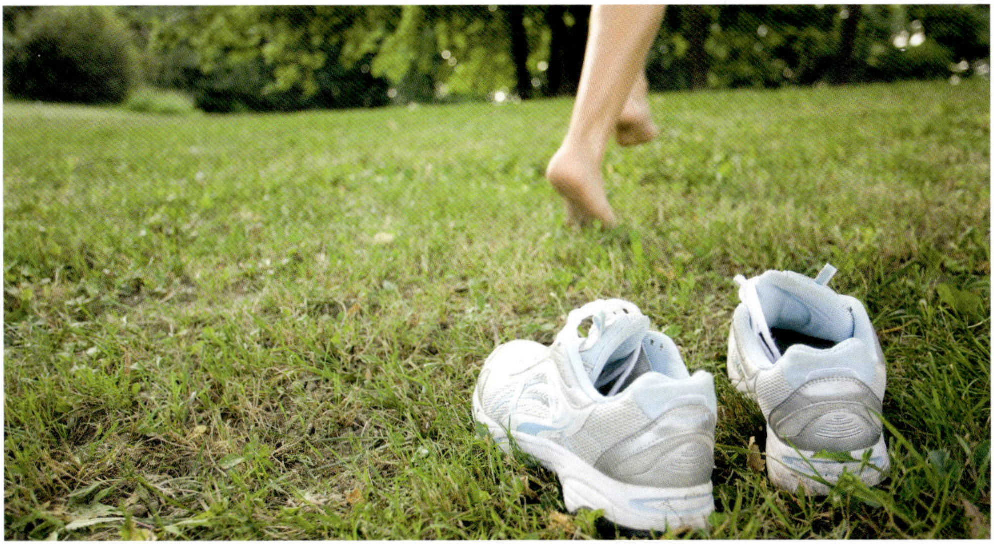

Raus aus den Schuhen, rein ins Outdoor-Faszientraining: Überraschen Sie Ihre Wahrnehmungssensoren mit abwechslungsreichen Untergründen und fordern Sie so Ihre Faszien!

Bücher, die weiterhelfen

Bücher aus dem GRÄFE UND UNZER VERLAG

Bimbi-Dresp, Michaela
Pilates (Buch mit DVD)

Feldenkrais Verband Deutschland (Hrsg.)
Feldenkrais: Leichtigkeit und Kreativität durch Bewegung
(Buch mit CD)

Froböse, Prof. Dr. Ingo
Das neue Rückentraining

Froböse, Prof. Dr. Ingo
Rücken-Akut-Training
(Buch mit DVD)

Hainbuch, Dr. Friedrich
Progressive Muskelentspannung (Buch mit CD)

Lauer, Natalie; Wu, Li
Praxisbuch Energiemedizin

Marianowicz, Martin
Den Rücken selbst heilen

Mertens, Wilhelm; Oberlack, Herlmut
Qi Gong (Buch mit CD)

Sander, Michael
Yin-Yoga (Buch mit CD)

Trökes, Anna
Yoga für den Rücken
(Buch mit DVD)

Trökes, Anna
Yoga für Rücken, Schultern und Nacken

Tschirner, Thorsten
Das 8-Minuten-Muskel-Workout ohne Geräte
(Buch mit DVD)

Tschirner, Thorsten
Fit mit dem Thera-Band

Wagner, Franz
Akupressur

Weiss, Daniel
Taping. Selbsthilfe bei Muskelschmerzen und anderen Beschwerden

Zylla, Amiena:
Urban Yoga

Bücher aus anderen Verlagen

Cantieni, Benita
Catpower. Das ultimative Körperbuch
Südwest Verlag

Fuchs, Thomas
Das Gehirn – ein Beziehungsorgan
Kohlhammer

Larsen, Christian; Miescher, Bea
Spiraldynamik®. Schmerzfrei und beweglich
Trias

Müller-Wohlfahrt, Dr. Hans-Wilhelm
Mensch, beweg dich!
dtv

Nilsson, Lennart
Ein Kind entsteht
Mosaik

Randoll, Ulrich G.
Das Matrix-Konzept
Verlag Systemische Medizin

Schleip, Robert
Faszienfitness. Vital, elastisch, dynamisch in Alltag und Sport
riva

Schleip, Robert u. a. (Hrsg.)
Lehrbuch Faszien
Elsevier Urban & Fischer

Schwind, Peter
Faszien. Gewebe des Lebens
irisiana

Storch, Maja; Cantieni, Benita; Tschacher, Wolfgang
Embodiment. Die Wechselwirkung von Körper und Psyche verstehen und nutzen
Huber, Bern

Adressen, die weiterhelfen

CfK, Centrum für Komplementärmedizin München
Lortzingstr. 26, D-81241 München, www.cfk-muenchen.de
Orthopädie, Osteopathie, Schmerztherapie, Kinder-Osteopathie

CfK, Centrum für Komplementärmedizin Königsbrunn
Messerschmittring 18, D-86343 Königsbrunn, www.cfk-muenchen.de
Orthopädie, Osteopathie, Schmerztherapie, Kinder-Osteopathie

CfK, Centrum für Komplementärmedizin Oberstdorf
Hauptstr. 1, D-87561 Oberstdorf, www.cfk-muenchen.de
Atlastherapie nach ARLEN (ganzheitliches Behandlungskonzept bei neuromotorischen Störungen und Schmerzen im Bewegungssystem) für Erwachsene und Kinder

PolliMed
Pollinger Str. 11, D-82205 Gilching, www.polli-med-gilching.de
Osteopathie, Craniosacrale Therapie, Faszienbehandlung, Physiotherapie; Praxiswebsite des Autors Daniel Weiss

Internetlinks

www.fasciaresearch.de
Abteilung Neurophysiologie der Universität Ulm

www.fascial-fitness.de
Liste zertifizierter Trainer in Deutschland

www.rolfing.de
Rolfing-Organisation in Deutschland, mit Therapeutenliste, auch international

www.osteokompass.de
Informationen rund um das Heilverfahren Osteopathie

www.fascialresearch.de
Seite der Universität Ulm mit Faszienforschungsgruppe

www.dgom.info
Deutsche Gesellschaft für Osteopathische Medizin e. V., mit Therapeutensuche

www.dgmm.de
Deutsche Gesellschaft für Manuelle Medizin e. V., mit Therapeutensuche

www.feldenkrais.de
Website des Feldenkrais-Verband Deutschland e.V., mit Therapeutensuche

www.yoga.at
www.yoga.ch
www.yoga.de
Websites der Berufsverbände der Yogalehrenden

www.cantienica.com
Methode für Körpergefühl und -haltung, mit Anbietersuche

www.spiraldynamik.com
Viele Infos zur Methode, Therapeutensuche

Bezugsadressen

www.blackroll.de
Hier können Sie die im Buch verwendete Faszienrolle und den Faszienball bestellen.

www.covemo.de
Hier erfahren Sie alles über die grüne Faszienrolle mit den Fingertips und können sie auch bestellen.

www.relaxroll.com
Auf dieser Website finden Sie ebenfalls unterschiedliche Faszienrollen für jeden Bedarf.

www.dr-randoll-institut.de
Hier können Sie die Veröffentlichung »Wirkungsweise der Matrix-Rhythmus-Therapie« bestellen.

Sachregister

A

B

C

D

E

F

G/H

T

U/V

W

Y/Z

Übungsregister

S

T

U

W/Z

Impressum

Projektleitung: Reinhard Brendli
Lektorat: Barbara Kohl
Bildredaktion: Nadia Gasmi

Umschlaggestaltung und Layout: independent Medien-Design, Horst Moser, München
Herstellung: Petra Roth
Satz: Christopher Hammond
Litho: Medienprinzen GmbH, München
Druck und Bindung: Schreckhase, Spangenberg
Printed in Germany

ISBN 978-3-8338-4458-4

5. Auflage 2016

GRÄFE UND UNZER

Ein Unternehmen der
GANSKE VERLAGSGRUPPE

Bildnachweis

Fotoproduktion: Johannes Rodach
Weitere Fotos: BlackRoll: vordere Innenklappe (li., re. u.); Corbis: S. 30; Covemo: vordere Innenklappe (re. o.); Fotolia: vordere Außenklappe (o), S. 13; F1online: Umschlagrückseite (o.); Getty Images: S. 2 (li.), 6; GU-Archiv (Nicolas Olonetzky): S. 19, 27; iStockphoto: S. 34; Jumpfoto: S. 8, 54; Astrid Obert: S. 50; Plainpicture: S. 25, 119; privat: S. 4; Shutterstock: vordere Außenklappe (u.), Cover (Illustration); Stocksy: S. 5
Illustrationen: Stephan Winkler
Syndication: www.seasons.agency

Wichtiger Hinweis

Alle Ratschläge und Anwendungen in diesem Buch wurden von den Autoren sorgfältig recherchiert und in der Praxis erprobt. Dennoch können nur Sie selbst entscheiden, ob und inwieweit Sie diese Vorschläge umsetzen können und möchten. Lassen Sie sich in allen Zweifelsfällen zuvor durch einen Arzt oder Therapeuten beraten.
Weder Autoren noch Verlag können für eventuelle Nachteile oder Schäden, die aus den im Buch gegebenen praktischen Hinweisen resultieren, eine Haftung übernehmen.

QUALITÄTS G|U GARANTIE

Liebe Leserin, lieber Leser,

haben wir Ihre Erwartungen erfüllt? Sind Sie mit diesem Buch zufrieden? Haben Sie weitere Fragen zu diesem Thema? Wir freuen uns auf Ihre Rückmeldung, auf Lob, Kritik und Anregungen, damit wir für Sie immer besser werden können.

GRÄFE UND UNZER Verlag
Leserservice
Postfach 86 03 13
81630 München
E-Mail:
leserservice@graefe-und-unzer.de

Telefon: 00800 / 72 37 33 33*
Telefax: 00800 / 50 12 05 44*
Mo–Do: 9.00 – 17.00 Uhr
Fr: 9.00 – 16.00 Uhr
(gebührenfrei in D, A, CH)*

Ihr GRÄFE UND UNZER Verlag
Der erste Ratgeberverlag – seit 1722.

www.facebook.com/gu.verlag

Umwelthinweis

Dieses Buch ist auf PEFC-zertifiziertem Papier aus nachhaltiger Waldwirtschaft gedruckt.

Mehr Energie, mehr Wohlbefinden!

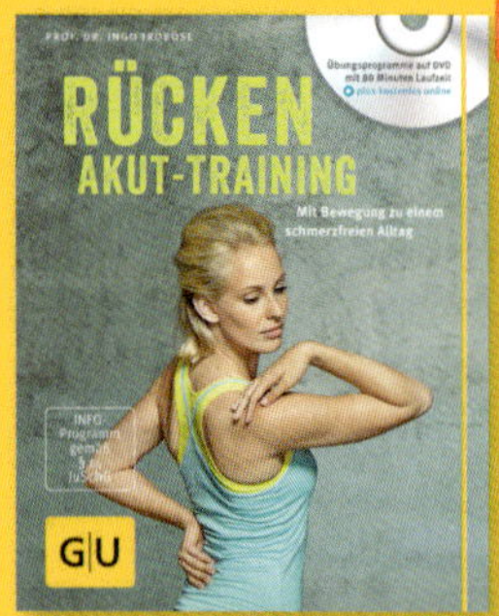

ISBN 978-3-8338-4626-7

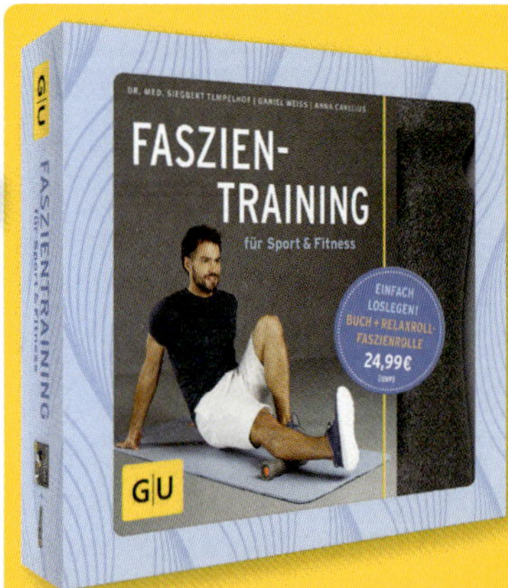

GTIN 4026633000251

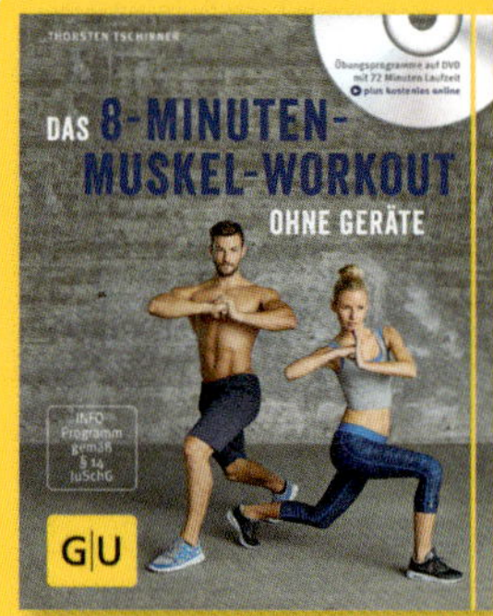

ISBN 978-3-8338-4225-2

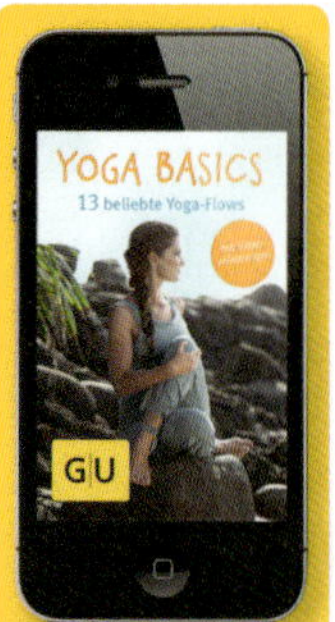

Laden im App Store

ANDROID APP BEI Google play

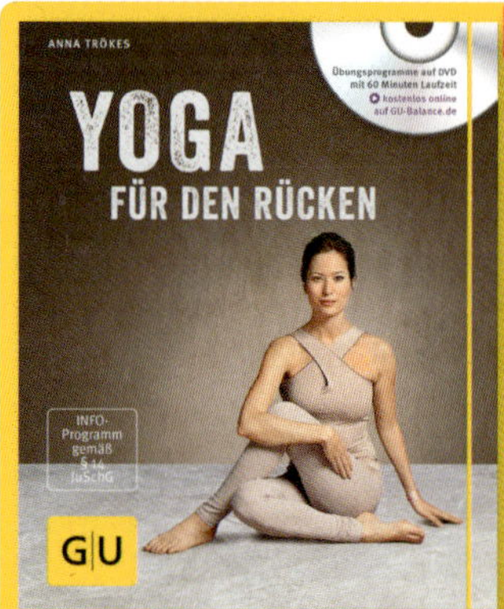

ISBN 978-3-8338-4858-2

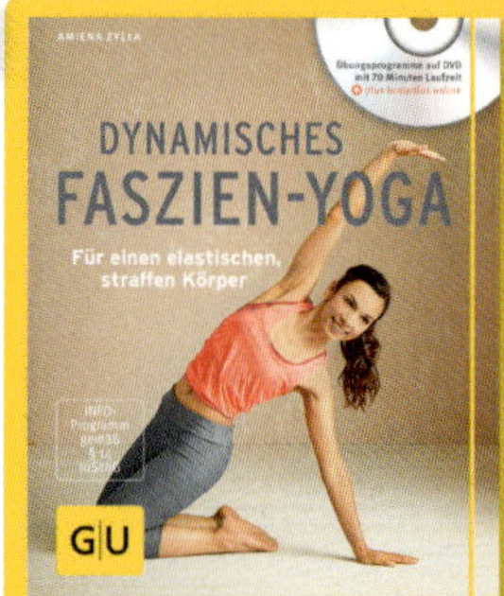

ISBN 978-3-8338-4757-8

e Auch als eBook erhältlich.